THE MISSING NUTRIENTS

いのちの鎖

スティーブ・ニュージェント 著

堺 晶子　ジョーンズ由紀子 訳

はじめに

「糖質栄養素」は、細胞間のコミュニケーションを司る「糖鎖」の生成に深くかかわる栄養素として、近年、世界中で注目が高まっています。

この本はその糖質栄養素に関する重要なポイントをわかりやすくまとめたものです。日本語に翻訳されたこの本（原著）は改訂第2版で、栄養に関する多くの最新情報や理解を助けるための図版なども盛り込まれています。

私はこの本に、現代人の食生活から消えてしまった栄養素のことを詳しく書きました。あなたは、自分が毎日食べているものの実体を知ってショックを受けるかもしれません。あなたの毎日の食事に関する私の指摘は、たしかにショッキングなものでしょうが、同時にあなたはこの本をとおして、ある種の栄養素が自分の健康に欠かせない役割を果たすことを知るでしょう。

この本は、人類にとってもっとも新しく、しかも重要な発見である「糖質栄養素」のことを正しく理解していただくことが目的ですが、その前提として、私たちの現在の食事とその栄養価値、栄養補助食品、さらに農業、オーガニック食品、そしてあまり知られていない栄養補助食品製造の品質管理の問題点など、いくつか重要な点についても説明しています。

私たちはいま、人類が長い歴史をとおして作りだした「酸化した土地」の上に生きています。特別なサポートがない限り、その酸化の程度は私たちの体がそれに耐えられる限界を超えています。素晴らしい〝有機マシン〟としての人間の肉体は、このような毒された土地の上ではなく、もっと自然な手つかずの土の上で生きるように設計されています。私たちの体は本来、ナマの新鮮な食べものや、栄養価の高い土壌で自然に育った食物から、すべての機能に必要な栄養を摂り込むようにデザインされているのです。

もし私たちが手つかずのままの地球に住み、必要な栄養をすべて新鮮ななまの自然な食物から得ていたら、私たちの体は自らを健やかに守り、修復し、そして再生できていたでしょう。これは疑いのない事実です。そこでは、私たちは病気知らずの生活を送り、驚くほど長い寿命を楽しめたはずです。

もしそうだったら、人は栄養を補助する必要などなく、私がこの本を書くこともなかったでしょう。

残念ながら、私たちがいま住んでいるのは「エデンの花園」ではありません。史上かつてないほど汚れた21世紀の地球に住んでいる私たちが食べものから得られる栄養は、史上かつてないほど貧しいものになっています。

いま、人に栄養の補助など必要ないと考えるのは、無知でバカげたことです。あなたが摂取している食物に関する現実を知り、そのうえで最良の健康を維持したいと望むなら、栄養補助食品は必須のものであり、けっして贅沢品ではないのです。この本をとおして、あなたはそのことを、はっきりと知るでしょう。

いのちの鎖　目次

いのちの鎖

第1章　食物の栄養素を育てる土壌が枯れてしまった

医師も栄養士も知らない深刻な事態が！

はじめに、私たちが食べる穀物、野菜、果実を育む土壌について考えてみましょう。

結論を言えば、土壌の栄養分ははなはだしく枯渇しています。その原因としていろいろなことが挙げられますが、おもな原因は、現代の農業を支配している大規模共同農場という手法です。

何千年もの間、農夫たちは、土地を長年にわたって使い続けるためには、土壌の〝循環〟が必須であることを知っていました。しかし現代の農業は利益や効率が優先され、ほとんどの共同農場で、本来なされるべき土壌のメンテナンスが行われていません。1.2.

そこではせいぜい三つの要素（窒素、リン酸、カリウム）と、わずかなカルシウムが土壌に加えられているだけです。それによってカロリーと水と繊維質に富む植物は育ちますが、そこには私たちに必要な栄養素がまったく欠けています。

この状態はわずか60年ほどの間に起こっていることですが、年々悪化していきます。「新鮮な農作物を食べましょう」という声がよく聞かれますが、だまされてはいけません。土壌に必要な栄養素がなければ、あなたが食べる植物がいくら新鮮でも、そこには必要な栄養素は含まれていないのです！

不幸なことに多くの農産物が、私たちに必要な栄養素が欠落した土壌で育っています。1.2.

どうしてそういうことが起きるのか、あなたは疑問に思うかもしれません。

植物を育てるためだけなら、必要となるのはＮＰＫ(窒素、リン酸、カリウム)ですが、私たちの健康のためにはもっと他の多くの栄養素が必要です。多くの土壌は微量ミネラルがないか、あったとしても不足しています。そして近い将来、この状況が改善される希望はほとんどありません。

　これら微量ミネラルはミリグラムというよりはマイクログラム単位で必要とされます。つまり必要なのはほんの微量です。しかしここでカギとなるのは、これが〝必須〟だということです。

　現在、多くの近代国家で死因の1位ないし2位が心臓病ですが、微量(ミクロ)ミネラルは心臓の健康にきわめて重要です。セレンは健全な心臓機能のカギを握るものですが、ほとんどの人は(そしてほとんどの医者も)心臓の健康に対するビタミンEと電解質ミネラル(カリウム、マグネシウム、カルシウムそしてナトリウム)の重要性しか認識していません。しかしいかなるビタミンEも、パートナーあるいは共同因子としてのセレンがなければ役に立たないのです。[1,3,4]

　土壌からセレンが激減しているアメリカでは、とくに栄養補助が不可欠ですが、近年、同じことがイギリスやヨーロッパの至るところで報告されています。オーストラリアとニュージーランドだけは依然として農場の土壌に十分なセレンがあるとされていますが、これも一部の地域に限られ、いまやこれらの国でさえセレンが不足している地域があるといわれます。

適切なローテーションを無視した農作が行われると、土壌はどんどん荒れてしまいます。欧米の土壌の質がオーストラリアやニュージーランドと比べてきわめて悪い第一の理由がそれですが、河川の氾濫原あるいは火山の裾野にある農場を除いては、いずれどの国でも、食物を育てるために必要な成分が土壌から消えてしまうでしょう。

ミネラルのない土壌が人を餓死させる

人は毎日42種から78種のマクロそしてミクロミネラルを必要とします。ミネラルは必須栄養素のひとつですが、ときに無視されたり真価を認められなかったりします。しかし専門家は、健康のために、人は農産物から吸収する３種類のミネラル(ＮＰＫ)以上のものを摂る必要があると言います。

健康に育っている植物は、成長するときに土壌からミネラルを吸い上げます。そしてそのミネラルは植物の樹液中で糖質栄養素と組み合わされます。ですから植物を食べれば、ミネラルを体内に吸収し、利用できることになります。

１９３６年に発行されたアメリカ上院文書２６４番にこう書かれています。

「食べ物(果物、野菜そして穀物)は、いま、あるべきミネラルが十分に含まれていない広大な土地で育てられており、われわれを餓死させているのは憂慮すべき事実である。今日ではどんなに多くの野菜や果物を食べても、健康に欠かせないミネラルを十分に得ることができない。なぜなら、健康に欠かせないミネラルを野菜や果物から摂ろうとしても、食べきれる量では間に合わないからだ。食べ物の値段は実質的に暴騰している。なぜなら食べ物のなかに食べる価値のないものが多く含まれているからだ」5.

農場の土壌にミネラルが不足していることは、そこで育つ植物もミネラルが不足しているということです。このケースは世界中で増えていますが、ほとんどの人はその事実を認めたがりません。このことに関する具体的な情報はなかなか表に出てきませんが、粘り強く探せば、土壌と食物の栄養価に関する不安な情報を、あらゆる国や地域に見出すことができるでしょう。

食べ物から栄養素が減っている要因はほかにもあります。調理や加工などがそうです。この本ではソーシ、ランバーグそしてマカナリーの研究や調査レポートを多く引用しますが、ここではもう一人、ポール・バーグナーの調査を見てみましょう。

バーグナーは1914年、1963年、1992年の各年の、数種の果物と野菜に含まれるビタミンとミネラルの減少を示すために、米国農務省ほかからデータを集めました。そして1963年から1992年の間にオレンジ、りんご、バナナ、にんじん、ジャガイモ、とうもろこし、トマト、セロリ、ロメイン・レタス、ブロッコリー、アイスバーグ・レタス、コラードの葉、チャードを分析し、ミネラル平均減少率としてまとめ、20世紀後半の30年間で、食物からさまざまなミネラル類が失われていることを明らかにしました。6.

カルシウム　マイナス29・82％

鉄　〃　32・00％

マグネシウム　マイナス21・08％
リン酸　〃　11・09％
カリウム　〃　6・48％

完熟する前に収穫される農作物の栄養価

50年前に比べて、食べ物の栄養価は格段に落ちています。問題なのは、さらに年々下降傾向が続いていることです。政府はいつになったら、すべての国民に栄養補助食品を毎日摂るように勧告するのでしょう。

私たちの食べ物は、生き延びるためのエネルギーはそれなりに供給できているのに、なぜ〝最良の健康〟をつくり、それを維持するために必要な栄養素は供給できないのでしょう。

最近の二つの研究が、30年前に比べて、現在の新鮮な果物や野菜のビタミンやミネラルの量が少ないと報告しています。25種類の一般的な果物と野菜に含まれる、７つのビタミンとミネラルの量を１９５１年と１９９９年で比較した結果、その栄養価は後者が大きく劣っていました。[59]

比較研究の対象となった食べ物とその栄養素は、ブロッコリーとそれに含まれるカルシウム、リボフラボン、ビタミンＡ、ビタミンＣ、ほうれん草とそれに含まれるリボフラボンとビタミンＥ、ジャガイモ・カリフラワー・イチゴ・トマト・ピーマンに含まれるビタミンＣなどです。

栄養士を目指して勉強している人たちは、この深刻な問題を教えられていません。医師もこのことを知りません。健康に不可欠な栄養素が食べ物から失われており、その度合いがかれらの想像をはるかに超えている事実を、かれらは学んでいないのです。

もうひとつ驚くことがあります。成人男性の一日の推奨栄養摂取量以上のビタミンＡをブロッコリーから摂るとすると、今日では１９５１年当時の２倍以上の量を食べなければならないことです。

１９５１年には、成人女性の一日推奨摂取量のビタミンＡは、桃を二つ食べることで摂ることができましたが、いまは53個も食べなければなりません！　ビタミンAの含有量でみると、なんと１９５１年の桃２個と、現在の桃53個が同じ栄養価なのです。[35]

　１９３０年と１９８０年、40種類の果物と野菜に含まれる８つのミネラルについて比較した研究もありますが、野菜ではカルシウム、マグネシウム、銅そしてナトリウム、果物ではマグネシウム、鉄、銅そしてカリウムが顕著に失われていると報告されています。これらの食べ物は水分量が非常に増えており、繊維成分が減っていました。[9]

　さらに問題を悪化させているのは、近年、私たちの食用植物の多くが、長時間の輸送と貯蔵期間を見込んで、まだ熟していないうちに収穫されることです。食べ物の栄養価を考えるうえで、このことは無視できません。植物が十分に完熟していないと、植物が本来作り出す植物化学物質（ビタミンやミネラルとは別の化学物質）による栄養素の恩恵を最大限に得ることができないからです。

　それでは〝青いうちに収穫する〟ことの栄養価に与える影響について、例を挙げて考えてみましょう。

トマトやスイカの果肉の赤や赤みを帯びた色は、リコピンと呼ばれる価値のある抗酸化物質によるものです。リコピンはきれいな深紅色をしています。トマトがまだ緑色のときはリコピンがほとんどありません。この点では緑色のトマトはトマトとして価値はありませんが、カロリーだけはリコピンが豊富に入った完熟のトマトと同じです。

経済性を重視する近代農業は、農作物のなかで栄養素が自然に形成される前の、青いうちに収穫します。そしてそれをある種のガスにさらし、色を不自然に変化させます。これによって農作物の腐敗を遅らせ、店頭に並べるまでの時間をかせいでいるのです。

そういう食物からは、完熟したものと同じカロリーは摂取できても、期待するような栄養素は摂取できません。

土壌のなかの栄養が不足していたり、あるいは完熟する前に収穫すれば、そこに栄養は存在しません。でもカロリーは同じなのです。冒頭に記したように、火山のすぐそばか栄養が豊富な氾濫原にある農場でないかぎり、そこで育った農作物はあなたの必要とする栄養を供給してはくれません。

また、農作物の重量を上げることで利益を上げたり、科学技術によって繊維よりはるかに重い水分の量を増やし、繊維の少ない農産物が生産されています。

現在、あなたが食べている農作物について整理しておきましょう。

・50年前のものとカロリーは同じである（だから食べることでエネルギーを得て太る）
・含有する水分は増加している（重量が増えることで商品としての利益が増す）
・繊維成分は減っている
・多くの場合、リコピンなどの植物化学物質はほとんど存在していない
・多くの場合、微量ミネラルは激減しているか、またはほとんど存在していない

スーパーの店頭に並ぶ加工食品の栄養価

含まれる栄養価の減少に加え、さらに問題なのは、調理、缶詰め、真空パック、

乾燥など、食物がさまざまなかたちで加工されていることです。ほとんどの人々が熱を使って食物を調理していますが、熱を加えることで食物の栄養価は下がります。7.

熱を通すことで食物から必要な栄養素の90％が失われるとしたら、あなたは必要最小限の栄養を得るために10倍の量を食べなければなりません。あなたは必要だからといって、そんな量を食べられますか？　さらに〝10倍〟もの量を食べる余裕はありますか？

余裕というのは、単に購入する費用のことを言っているのではありません。私が指摘するのは、最小限の栄養を維持するためにカロリーの摂取が増える危険性です。

現代人はすでに太りすぎています。現在、アメリカは世界で最も太った人の多く住む国になっており、すぐあとにオーストラリアとイギリスが続いています。ただ単純に摂取量を増やすことは、最小限の栄養を維持する正しい解決策ではないのです。

あなたの食べるトマトが栄養の乏しい土壌で育ち、まだ完熟しておらず（青いまま収穫されて）、あるいは熱加工されたもので、そこからは10％のリコピンしか摂れないとしましょう。

あなたがリコピンをまったく摂取できないということではありません。繰り返しますが、必要な栄養素が10％しか含まれていないトマトなら、必要とするリコピンを得るためには1個でなく10個食べなければならないということです。

栄養補助食品を作る場合も同じです。栄養素に充ちた最高の健康的なトマトと同じ量のリコピンを得るには、その10倍の量の原材料（トマト）が必要になるということです。

蔓《つる》で育った熟した野菜や果物を使わない場合、あるいは原材料を熱処理加工する場合、また栄養分の欠如した土壌で栽培されている原材料を使う場合、完熟したものを使って製品を作るケースに比べ、より多くの原材料を買わなければなりません。

しかし栄養補助食品メーカーは、カプセルやタブレットに必要な量の栄養素を入れることで、「製品」を作ることはできます。現在、栄養補助食品の品質や有効性は、原料の質よりも品質管理測定によって判断されているからです。

21世紀の栄養補助食品は、品質管理を常に第一に考慮しなければならない状況におかれています。真にプロフェッショナルな品質保証部門があれば、原材料の出所に関係なく、必要とする有効性と純度を確保できるからです。

食物の栄養価との関わりで、ここで栄養補助食品の「品質管理」について、すこし触れておきましょう。

品質を保証する部門のない会社が多い

栄養補助食品の品質管理は、製造工程のなかにしっかりと組み込まれるべきものです。

ほとんどの会社では、初期の品質管理は基本的にどこも同じレベルでしょう。しかし品質保証(QA)については話が違ってきます。

消費者はこれを聞いたら驚くでしょうが、現実に品質保証部門をもっていない栄養補助食品会社があるのです。書類のうえでは品質保証部門がきちんと存在し、訓練された人材がそろっているのかもしれません。でもほとんどの会社に、その実体はありません。

かれらは自社製品の品質の良さについて得々と語りますが、発言の根拠は製造会社のデータを基にしており、自社の品質保証部門から提供されたものではないのです。

繰り返しますが、栄養補助食品会社は、製造委託先の会社の能力を安易に信頼することなく、独自に優れた機能をもつ品質保証部門をもつべきですが、実際はそうではありません。

栄養補助食品の小売業者によって運営されている真の(プロフェッショナルな)品質保証部門は、安全性、純度、そして安定性を保証します。かれらは汚染物、農薬、金属、微生物、アレルゲンなどが製造工程で入り込んでいないかをきびしくチェックすべきです。

たとえ最高水準の品質管理を行っていても、製造工程に不要な物質が入り込むことがないとは言い切れません。そのためにも、栄養補助食品会社の品質保証部門の担う役割はとても重要です。

世の中には何千という銘柄の栄養補助食品がありますが、それらを実際に製造している工場は、それほど多くはありません。一つの工場が数多くの銘柄を製造しているのです。

あなたがこれだと選んで購入した製品は、ラベルにその銘柄が記されているだけで、何百ものその他の製品と実質的には同じものです。ブランドは違っていても、原料も製造会社（工場）も同じです。

そしてほとんどの会社は、オリジナルな銘柄の製品を販売はしていても、自前の研究所または品質管理部門をもっていません。かれらは借りもののデータを自社の研究成果のように装い、販売促進用のパンフレットに下請けの製造会社の研究室の写真を載せ、自社のそれのように見せることがあります。

消費者は栄養補助食品という「重大な商品」に、もっともっと注意深くなる必要があります！

栄養補助食品の「品質保証」のお粗末さ

品質保証の重要性について、もう少し続けましょう。

「２００１ニュートラコン会議」で、ある科学者のグループが、栄養補助食品産業における品質保証がいかにお粗末かを示したデータを発表しました。かれらは大手メーカーのさまざまな銘柄の製品を無作為に購入し、そのラベルに記されている量の活性成分が製品に本当に含まれているかどうかを検証する試験を行ったのです。結果は、テストを行ったかれらにとってもショックなものでした。例をいくつか示しましょう。8.

エフェドラ（麻黄）＝表示に反してまったく入っていない製品がある一方、ラベルに表示されている数値の１５４％もの量が入っている製品も。

ギンコウ（イチョウ）＝30製品中、６製品の成分が表示と異なっている。

ジンセン（朝鮮人参）＝ジンセノシドの量に、同一製品で10倍のばらつきが。

ヨヒンベ＝26製品中、効果的な量が入っている製品は一つもなし。

エフェドラはひと頃、アメリカでナンバーワンの売り上げがありました。現在はその麻薬性から非合法とされていますから、その先取りとしてまったく入っていない（入れていない）というのもうなずけなくはありませんが、エフェドラを目当てに買った人はたまりません。

ギンコウは記憶力にかかわる作用をもちますが、効果が期待できるのは、ラベルに書かれている量よりはるかに高い濃度のものです。しかも30種の大手銘柄のうち、６製品はラベルに書かれている、効果が期待できそうもない量すら入っていませんでした。

ジンセン製品に至っては、品質管理はまったくなされておらず、標準化もされていませんでした。これでは同じ製品でもカプセルごとに効果が大きく違ってきます。

ヨヒンベは男性の性機能障害に効果がありますが、それも本当にカプセルにヨヒンベが入っていればの話です（私はヨヒンベを必ずしも推奨しているのではありません。ヨヒンベは血圧を上げるはたらきがありますから、活性のあるヨヒンベを含む栄養補助食品を利用する際は十分注意してください)。

問題は、ここでテストされた製品が消費者によく知られる有名な銘柄だったということです。この結果を見れば、多くの人が栄養補助食品を摂ることで栄養の不足をサポートできるというのは、単なる商品を売るための〝うたい文句〟に過ぎない、と考えるのも当然です。

栄養補助食品の原材料にきびしい目を

しかし、それにもかかわらず、私は読者の皆さんに断言します。

適正な栄養素によって作られ、厳密な品質管理のもとで製品化され、信頼できる研究データにもとづいて正しく摂取すれば、栄養補助食品は間違いなく、あなたの体の正常な生理機能を効果的にサポートします！

栄養素を摂取することで病気を治す「栄養療法」に対しては、まだ強い偏見があります。この療法がJAMA (the Journal of the American Medical Association) のような権威ある医学ジャーナル誌に登場するのは、まだ何年も先だろうと私は見ています。医療専門家が栄養療法の価値に目覚め、その具体的な方法を定期的に学ぶようになるまでには、何年もかかるでしょう。

しかしすでに、栄養素が人体の生理機能に強い影響を及ぼすことは、科学によってはっきり証明されています。

残念ながら今日では、地球上に大気汚染や水質汚染と関わりのない場所はどこにもありません。ですからたとえそこが有機農場であっても、収穫された農産物(加工食品や栄養補助食品の原材料)が汚染されていないとは言い切れません。

空気中の農薬は、風に乗って運ばれます。農薬は北極の雪や氷の中から南極のペンギンの脂肪組織のなかまで、地球上のあらゆる場所に存在が確認されています。ですから、自社の製品がクリーンな原材料からのみ作られていると言う会社があったら、それは嘘をついているか、品質保証のための原料の検査をしたことがないかのどちらかです。

地球上には残念ながら、現代が生み出した「毒」に侵されていない場所などないのです。空気中には常に農薬が存在しています。空気清浄システムが完備した巨大なドームのなかに密閉された農場でもない限り、「有機」と表示された食物にも殺虫剤がついています。

私は「有機」と称されている食物に、値段ほどの価値がないとは言いません。ただ有機農法と呼ばれる不確かな方法によって育てられたものに、毒性のものが絶対に入っていないとは言えないということです。

有機農法とはせいぜい「故意に毒を添加していない」という意味しかありません。前向きで好ましい農法ではあっても、毒性のものが入っていないという保証にはならないのです。

このことについてもう少し話を進めましょう。

加熱することで食品の栄養素は減少する

現代において、すべての原材料は注意深くそして何度も検査されるべきです。

単に農薬の有無だけではなく、有毒な金属、化学合成品そして細菌もです。

米国50州のあらゆる場所で、農場主は知らず知らずのうちに少なくとも17種の有毒金属の混じった農薬を使っています。農業生産のあらゆる場面で、鉄製品の副産物ともいえる大量の有毒金属を取り除くのはきわめて困難なことです。州政府の役人はそれに気づいてはいますが、市民はそれを知りません。

私はこの件に関して、米国以外の国のデータを所有していません。あなたは自分の国でこれらの毒がどう処理されているかご存知ですか？　この農薬のなかの有毒金属について、あなたの国も他の多くの国と同様に米国に似たり寄ったりではありませんか？

どのようなタイプの生産物でも、完全に汚染がないものにするには、原料から検出された毒を洗い落とさなければなりません。この毒の洗い落としですが、たとえ熱を使わない適切な洗浄でも、原材料から栄養素が多少失われる原因になります。

栄養補助食品メーカーは、必要な有効成分が何であろうと、かれらが求める有効性濃度に達するまで、その抽出はできるだけ無毒・無加工の原材料から行わなければなりません。抽出は低温下、さらに可能なら瞬間冷凍であることが求められます。加熱はほとんど例外なく栄養素にとって敵となるからです。

しかし、たとえ加熱したとしても、より多量の原材料を使えば最終的に「完成品」はできます。つまりあなたが何かの成分が10ミリグラム必要な場合、摂った10ミリグラムの成分に活性があり、きれい（毒性がない）なら問題がないわけで、どのような製品から摂ったかということはさほど重要ではないのです。

私が望むような方法で栄養補助食品を製造していないメーカーでも、適正な品質保証がなされているなら、製品が目的とする品質レベルに達していると考えて間違いはありません。

有機的という言葉にひそむ一つの事実

自然界で、その分子構造の一部が炭素分子でできているものはすべて有機物（オーガニック）です。地球上のすべての生命は炭素を基本としており、そこに炭素を含むということは、現在生きているか、あるいはかつて生きていたことを意味します。ですから、それがどこで育ったか、飼育されたか、何を食べて生きてきたか、どこから来たかということには関係なく、すべての食物は有機物（オーガニック）です。

オーガニックという言葉は、しばしば〝きれいで無毒〟そして〝栄養素が高い〟というニュアンスで受け止められていますが、これは大きな誤解です。

食物に関して言われるこの「無毒」の意味についてはすでにおわかりでしょうが、その「栄養素」についてはどうでしょう。

ほとんどの「オーガニック」農場では自然の肥料が使われ、土壌は循環されていると信じられています。これは一般的にいえば真実です。自然の肥料を使い適切な土壌の循環が行われていれば、生産品の栄養素は高くなりますし、またツルで完熟させていれば最高です。しかし、オーガニックという言葉が保証するのは、〝意図的に毒素は加えていない〟という、ただそれだけのことです。オーガニック商品を買う際には、その出所を確認すべきです。

有機的に育った食物がよいといわれるには多くの理由があります。かくいう私も有機食品を支持しており、それを入手するために高い代価を支払っています。あなたも有機食材に高いお金を支払っているかもしれませんが、それは単に売り手が意味もなく勝手に高い値段をつけているからそうしているわけではありませんね。

有機食材を生産するには、たしかにコストがかかります。家畜や農産物を〝自然に育てる〟ということは、畜産や農作のシステムが一変し、〝自然な方法〟が難しくなった現代では、非常にお金がかかるのです。悲しいことですが、それが現実です。

動物性の食をやめれば毒は避けられる？

食材に含まれる「毒」は目に見えず、人はそれを感知できません。私たちは美しい自然を見たいし、美しく安全で健康的な環境に住んでいると思い込みたいものですが、それはワナです。食べ物に関しても例外ではありません。

ここではある研究論文の一節を紹介しておきましょう。

「ほとんどの人は、空気中のベンゼン濃度が１・５〜４・７ppm（１００万分の１）でその存在を嗅ぎわけられるようになります。水中においては２ppmで臭いがわかります。環境保護庁は飲み水中のベンゼン最大許容量を５ppb（10億分の１）と設定しています。１ppbは１ppmの１０００分の１です。ですから、あなたがベンゼンを嗅ぎわける前に、すでに安全基準をはるかに越えているのです。ほとんどの人は、水中のベンゼンが０・５〜４・５ppmに達するまで味がわかりません。繰り返しますが、この濃度は安全値をはるかに上回っています」

「でも私の住んでいる環境はいいみたいだし、いいですか、これが事実です。体の調子もいいし…」などと呑気にかまえず、次に読み進んでください。

有機的に飼育された家畜に含まれる「毒」の程度は、植物も含め地球上のあらゆる生命体が毒にさらされていることを考えれば、比較的少ないのです。

ベジタリアンの多くは、動物由来の製品を避けることで毒を避けられると信じ込んでいますが、それは間違いです。

私がこう言うと、多くのベジタリアンは食事の選択に身構えてしまいます。

余談ですが、心理的にガードを固めると、正しいことに耳を傾けたり学んだりできなくなってしまいますよ。もしあなたがベジタリアンだったら、落ち着いて聞いてください。私は事実を書いていますし、慎重に言葉を選んでいます。栄養に関して、私は、あなたが現実に対峙しているもの以上のことも以下のことも言いません。雑念をいれず、私が何を考えているか、あるいは私が指摘していることの意味を勝手に解釈せずに読んでください。よろしいですね。


現実には、一般的な人間の体か組織のなかには、すでに有機的に育った平均的な牛よりも多くの「毒」が潜在している可能性が高いのです。これはベジタリアンも同じです。

なぜかというと、私たちは食物連鎖の頂点にいて、他のほとんどの生物種より長生きするからです。毎日摂取するのはわずかな量でも、何十年もの間に「毒」

は私たちの体にどんどん蓄積されているのです。とにかく、内装材やカーペットから接着剤まで、それらの材料で造られた私たちの住まい（住環境）そのものが毒で満たされているのですから。

それにしても、データを調べてみると、商業的に育てられた家畜の体内に濃縮された毒の量は驚くべき数値です。これでは菜食主義に転向する人が多いのも当然です。かれらの食生活の変化は、これらのデータによって動機づけられており、菜食主義が妥当な選択であることは明白です。

人が雑食動物であることの大きな意味

人間は草食性ではなく雑食性動物として設計されています。私たちの体は肉食性動物には作られていないのです。雑食性動物（omnivore）という言葉は、ラテン語の〝omni〟からきており、これは「すべてを食する」という意味です。つまり私たちはすべての食品群から万能的に食べる動物であるということです。

肉食性動物や草食性動物はそれぞれの食べ物を〝専門的〟に食べます。肉食性動物は肉類しか食べませんし、草食性動物は植物しか食べません。

私たち雑食性動物である人間は、タンパク質やアミノ酸、そしてビタミン類を注意深く摂り、バランスのよいベジタリアンメニューを選べば、素晴らしい健康を楽しむことができます（余談ですが、私の診療所で会ったベジタリアンのほとんどがそれをしていないため、とても不健康でしたし、太ってもいました。これはベジタリアンについての固定観念を崩す事実です）。

今日では、有機的な状態で育ったとされるどんな動物や農作物も、お金さえ払えば買うことができます。私はこう考えます。有機栽培された食物には高いお金を払う価値はありますが、有機栽培された材料が使われている栄養補助食品だからといって、それに高いお金を払う意味はありません。

混乱させてしまいましたか？　もしあなたが栄養の本やいわゆる代替医療の本をたくさん読んでいらっしゃる方なら、著者がそのテーマ（多くは商品）に対して主観的で強力なアプローチをすることに慣れておられるでしょう。

でも申し訳ありませんが、私の本にその手のアプローチを期待しないでください。私はこの本で特定の代替医療や商品（栄養補助食品）を、名を挙げて推薦することはいたしません。

食べ物の栄養に関する「事実」を検証する

この本で私が繰り返し記しているように、現在私たちが食べている食物に含まれる栄養価は、ビタミン、ミネラル、植物栄養素、そして何よりも「糖質栄養素」に関して、ほとんど役に立たないといっていいほど低いのです。今日食べているものはカロリーと食物繊維を摂るためでしかありません。そしてその食物繊維でさえ、ほとんどの食物において以前のものより量が少なくなっています。

多くの人が栄養的にはまったく不十分の食生活をしています。単に生命を維持するだけでなく、健康で長生きがしたいと望むのなら、あなたにとって栄養補助食品は決して贅沢品ではなく、むしろ不可欠なものです。

北極や南極の雪からも毒が検出されています。地球上どのような場所にある農場でも、毒にさらされていない場所などありません。ですから原材料がどこから来たかに関係なく、すべての原材料は洗浄されるべきです。10.

有機栽培と表示されている生産物でさえ、そこに含まれる栄養価が非常に低いため、有機栽培にかかる余分な経費が栄養補助食品をばかばかしいほど高価なものにしています。

繰り返しますが、安全性、純度そして有効性に関する品質保証の適正なステップがクリアされている限り、市場で売られている栄養補助食品の最終製品にはさほど違いがないのです。

ここで品質保証について一つ強調しておきたいのは、それが正しくおこなわれているなら、そのこと自体「高価」なものです。ですから皆さんは購入する前に賢い消費者になり、きびしい目で製品を選別しなければいけません。

肉を食べるならできるだけ〝赤身〟を

比較的安全な食べ物を…と望むなら、もし動物性製品を購入するのであれば、有機的に育ったものはお金を出す価値があります。なぜかというと、商業的牧場で商業的に育てられた家畜や、商業的農場で商業的に作られた生産物は、抗生物質とホルモンにどっぷり染まっているからです。

ここで私が「商業的牧場(農場)」とか「商業的に育てられた(作られた)」と言っているのは、単位あたりの生産量の拡大など、経済効率優先に行われている近年の大規模な畜産業や農業のことで、食料品スーパーなどで売られている食材のほとんどが、実際にはこのようなところから供給されています。

商業的に育った動物は、高濃度の重金属や化学品を含んでいますし、陸生動物であれば、多くは脂肪がつきすぎています。それに対し有機的に育った動物は脂肪が体重あたり平均35％程度と少なく、農場によってはこれよりもさらに脂肪が少ないケースも見られます。

有機的に育った陸生動物の脂肪量が著しく低いということは、有機的に育った食肉に切り替える十分な理由となります。食事から余分な脂肪を制限することは、体重の維持や心臓病の予防に大きな効果があるからです。

あなたが信じようと信じまいと、脂肪は病気の原因になる〝毒の貯蓄〟をたすけるということを記憶しておくのは大切なことです。もしステーキやヤキニクを食べるなら、できるだけ赤身を食べるようにしましょう。

草原育ちの食肉に〝悪い脂肪〟は少ない

商業的に育った食肉より、有機的に育った食肉を食べるほうがよいことの理由を説明しておきましょう。

まず草原で育った牛の肉は低脂肪で、必須脂肪酸（ＥＦＡ）の量が多く（これはとくに重要です）、耐酸性の大腸菌の感染の可能性が低く、しかも高脂肪の食肉と違わない柔らかさがあって、なにより美味しいのです。

どうです、驚きましたか？　ここに科学的な事実が隠されています。草原で育った食肉は全体の脂肪が低いのですが、悪い脂肪だけが低いのです。草原で育った食肉は商業的に育った食肉に比べてオメガ－３脂肪酸が２倍から６倍高いのです。[11,12,13]

ＥＦＡについてまるまる１冊書かれている本や根拠のある科学研究が、あふれるほどあります。食事でオメガ－３類を十分量摂取できている人々は、高血圧や不整脈になりにくいようです。とりわけ、かれらが心臓発作を起こす確率は、オメガ－３脂肪酸を摂取していない人の50％以下です。[14]

脳の機能がよくなることを願わない人はいませんが、オメガ－３類は健康な脳細胞に必須のものです。日頃からオメガ－３類が豊富な食事を摂っている人は、不足している人に比べて、うつ病、統合失調症、注意欠損症（多動性）やアルツハイマー病になりにくいのです。[14]

さらにオメガ－３類にはガンのリスクを下げる可能性もあります。動物実験によれば、これらのＥＦＡはさまざまなガンの増殖を遅らせ、また拡散や転移も防いでいます。[16,17]

私はまだ、オメガ－３類とガンに関する臨床研究のデータを目にしたことはありませんが、いずれにしてもＥＦＡは体に必要なものですから、私は皆さんにオメガ－３類の摂取を勧めています。

もうひとつ有益な情報として、ある研究で普段から食事をとおしてオメガ－３

類を十分にとり入れていると、手術からの回復が早いということが報告されています。17.18.

ＥＦＡの量が多いほど、食肉は生臭い味になります。ある研究では、放し飼いで自然に飼育した鶏に微量の天然ビタミンＥを与えると、ＥＦＡ類は維持されつつ生臭さは少なくなることがわかりました。13.

最近懸念されるものに大腸菌があります。市販の飼料で育った牛は胃酸に耐性のある大腸菌に感染しやすいのですが、ある研究によると、５日間だけ干し草を与えることで、大腸菌の量とその耐酸性が劇的に減ることがわかりました。19.

製品に分子蒸留処理がほどこされているか

商業的農場の農夫たちは、とうもろこしで育てた牛の牛肉は柔らかいと言いますが、この言葉には根拠がありません。研究者たちが筋肉内の脂肪（霜降り部分の脂肪）を調べ、飽和脂肪が高い市販の飼料で育った牛と、脂肪の少ない痩せた牛を比較したところ、脂肪含有量と肉の柔らかさにはほとんど相関関係がないことがわかりました。20.

実は、飼料に栄養補助食品（ＥＦＡ類やビタミンＥ）を加えることで肉に柔らかさを加味することが可能です。またほかの研究によれば、牧草で牛や羊を飼育すると、穀物で飼育するよりも肉の風味がよくなることがわかっています。21.

オメガ－３類は魚介類や亜麻仁、クルミ、キャノーラといった木の実や種にもっとも多く含まれていますが、オメガ－３類が緑の葉や海草の葉緑体で作られることから、これを食べて育つ動物や魚にも見出されます。

オメガ－３類の栄養補助食品は、ダイオキシンやＰＣＢが完全に排除され、さらにオメガ類の活性が科学的に証明されているものを買うべきです。これには通常、ハーバード大学で研究され、特許取得ずみの分子蒸留処理が施されています。

この本では銘柄をあげて推薦することはしませんが、もしメーカーが蒸留処理のために相応のお金を使っているなら、喜んであなたにその証拠を見せるでしょう。もしそれを見せない会社なら、毒性のある脂を用いていると疑ったほうがいいでしょう。どの会社も、自社の製品はあらゆる汚染を排除したベストのものだと言いつのります。しかしオメガ－3類の栄養補助食品を買うときは、分子蒸留処理がなされているかどうかを、必ず確認してください。

〝最良の健康〟に欠かせない必須の栄養素

ここまで、食物の栄養価について見てきました。それに関連して〝最良の健康〟を手に入れ、それを維持するために必要なものを列記しておきます。

＊健康な細胞を作るために必須のビタミンとミネラル
＊細胞間のコミュニケーションと免疫系のサポートに欠かせない糖質栄養素
＊解毒のための植物栄養素（植物がもつ栄養素）
＊分泌腺機能を維持するための植物ホルモン（植物が作るホルモン）
＊細胞調節、ホルモン機能、代謝のための必須脂肪酸
＊タンパク質を組み立てるための必須アミノ酸
＊活性酸素の攻撃から細胞を守る抗酸化剤

酸化ストレスや免疫を低下させる心理的ストレス、さらに体に悪影響を与える日々のストレスと闘うために必要なすべての栄養素を、食べ物から十分に摂取することは不可能です。現代人にとって、高品質の栄養補助食品はけっして贅沢品ではなく、必須のものになりつつあります。

ビタミン、ミネラル、ＥＦＡ、アミノ酸そして植物栄養素については、優れた参考書がたくさんありますから、あえてここでは触れません。植物ホルモンについても、毎日の食事をとおして十分な量を無意識のうちに摂取しています。また植物ホルモンに関してはさまざまな論があり、これについても触れません。

ここまで、この本のテーマへの導入として、食事や栄養に関するいくつかの真実を明らかにしました。次はこの本のテーマ、もっとも有望でまったく新しい分類の必須栄養素でありながら、まだ一般にはよく知られていない「糖質栄養素」について説明していきましょう。

第2章　いのちの鎖――生命の暗号としての糖鎖と細胞

細胞間のコミュニケーションが重要な理由

人が健康でいるために、細胞間のコミュニケーションがいかに重要か、ここで改めて説明しておきましょう。この概念は一般の方には興味を引くものではないかもしれませんが、あなたの健康を維持するための基本ともいえる大切なことです。専門ではない方でも理解できるよう、わかりやすく説明していきます。

血流のなかには、あなたを防衛する〝軍隊〟があり、侵入した敵があなたを傷つけないように防御しています。この軍隊は一般的に白血球と呼ばれるもので成り立っています。

ここでは、免疫系のはたらきに決定的な意味をもつリンパ球として知られる細胞（Ｔ細胞とＢ細胞）についてお話ししましょう。

Ｔ細胞は戦う兵士、すなわち戦闘兵です。細菌やウイルスや毒素によって引き起こされる病気に対抗します。この細胞は免疫系の他の部分にもはたらきます。

Ｂ細胞は侵入者を中和したり、免疫系の工作員が侵入者を破壊できるよう、目印の役目をする抗体を作ります。いわば偵察兵です。

Ｔ細胞の任務は、血流のなかの好ましくないもの、健康によくないものを攻撃することです。たとえば体内に侵入または発生した細菌やウイルスなどです。

偵察役のＢ細胞は、お互いに〝会話〟が成り立つときだけその任務を遂行できますが、そのためには細胞が糖鎖形成（十分に糖が付加）されていなければなりません（本書のカバー右折返し部のイメージ図を参照）。

偵察役のＢ細胞が十分に糖を付加されていれば、敵を認識してこれに目印をつけることができます。そのあとで、かれらからの指令を待っているＴ細胞の本部（リンパ腺）に信号を送ります。これが糖鎖形成を前提とする「細胞間コミュニケーション」といわれるものです。

もしこれら細胞のすべてが十分に糖鎖形成されていれば、免疫系の本部であるリンパ腺は戦闘役のT細胞に的確な指令を送ることができます。戦闘兵たちは、偵察役のB細胞がつけた目印をもつ細胞を探し出して破壊するために、免疫系の本部から出動します。

このとき、偵察役のB細胞に完全な糖タンパク質が備わっていなければ、味方の細胞と敵の細胞を正しく見分けることができません。偵察役のB細胞は間違って健康な細胞に×印をつけてしまったりするかもしれません。このとき、戦闘兵のT細胞はただ命令に従うだけですから、目印のついた健康な細胞のところに出向き、攻撃を仕掛けて破壊してしまいます。

これが細胞間の連絡ミスから始まる、自分の免疫系が自分自身を攻撃してしまうことで起きる自己免疫疾患の図式です。30年前、自己免疫疾患と分類された疾患はわずか４つでしたが、いまは80もあります！ 87.

人類は過去30年において、確実に衰えているのです。

免疫系には他の工作員もいます。もし偵察役のＢ細胞に完全な糖タンパク質が付加されていなければ、危険な細胞を認識できずに、目印をつけ損うかもしれません。すると戦闘兵士のＴ細胞は何もせず、敵の細胞の攻撃を許してしまうことになります。

以上は細胞の反応過程の簡略な図式ですが、病気に冒された患者は免疫系の反応ミスによってさらに症状が悪化し、場合によっては死に至るかもしれません。細胞間のコミュニケーションが欠かせないのは、脳細胞、肝細胞、腎細胞、免疫細胞、再生細胞、目の細胞、皮膚の細胞……。このうちのどれかではありません。このすべてです。

健康状態がよいということには多くの要因があり、これさえ摂っていれば安心というような栄養素はありません。しかし一つはっきり言えることは、細胞間の正しいコミュニケーションなしに、よい健康状態は絶対に望めないということ。そのために、人の体には糖質栄養素が必須なのです。

まだ医師も栄養士も知らない新栄養素

糖質栄養素と呼ばれる分類の栄養補完は非常に新しく、栄養補助食品を扱う専門家でもほとんどの人はまだ聞いたことがないか、聞いていたとしてもその重要性を十分に理解していません。

糖質栄養素は、その組み合わせによって私たちの血液型をO、B、A、ABに分ける唯一のもので、人体にきわめて重要なものです。しかし、ほとんどの医師がそれを知らないのです。

糖質栄養素は何世紀ものあいだ、医薬品として使われてきた多くの植物のなかに自然に存在するものです。例えばアロエです。アロエの治癒効果は世界で認められていますが、その機能をもつ成分は、実は糖質栄養素です。

私が知る限り、植物から作られた最初にして完全な複合糖質栄養素の栄養補助食品がアメリカに登場したのは1996年です。以来、すでにいくつかの栄養関連企業がこの栄養素と栄養補助食品の開発と製造に乗り出しています。

糖質栄養素は、単に栄養学上の〝最新の発見〟の一つではなく、間違いなく人

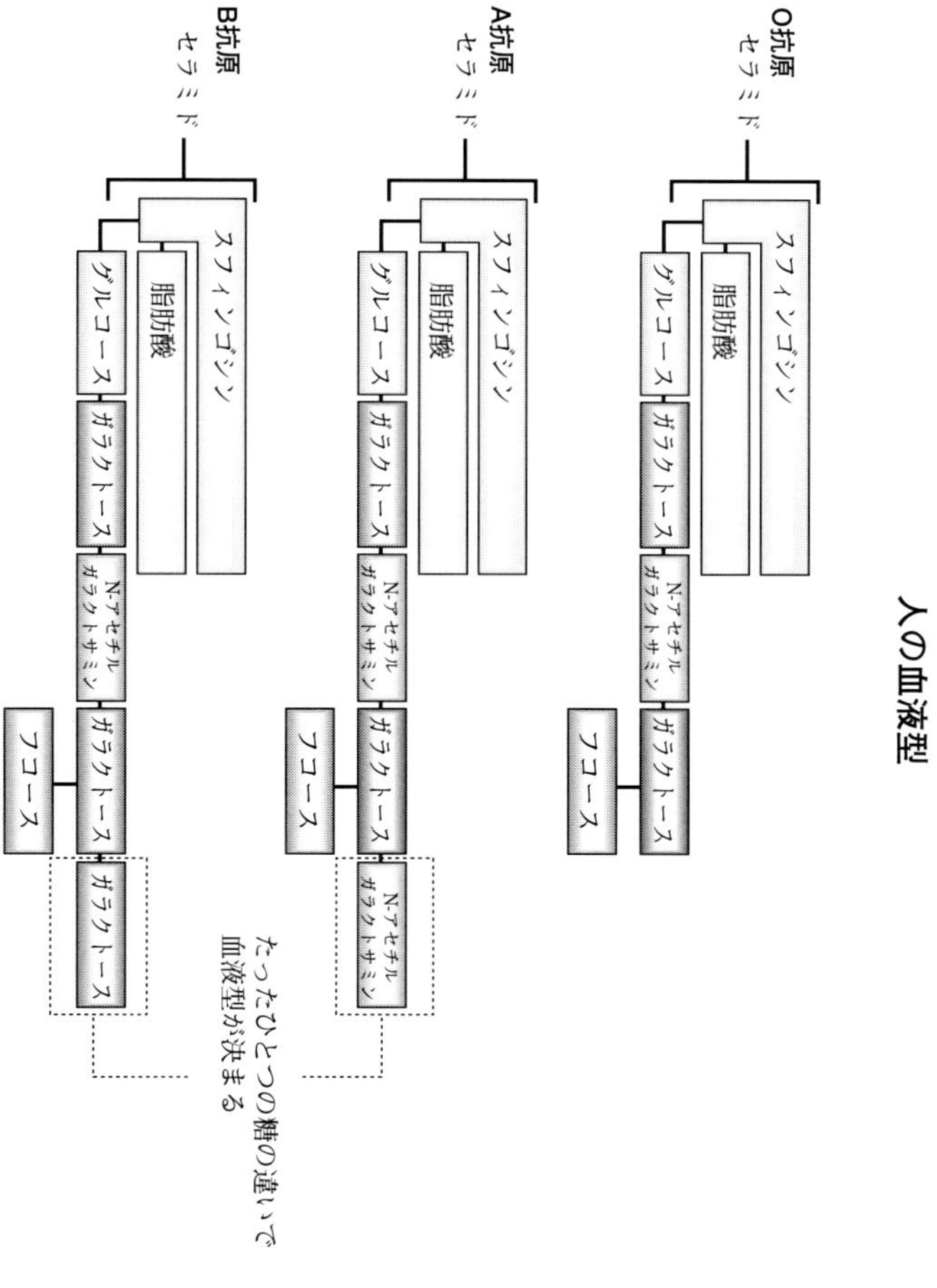
人の血液型
O抗原
セラミド
スフィンゴシン
脂肪酸
グルコース
ガラクトース
N-アセチルガラクトサミン
ガラクトース
フコース
A抗原
セラミド
スフィンゴシン
脂肪酸
グルコース
ガラクトース
N-アセチルガラクトサミン
ガラクトース
フコース
N-アセチルガラクトサミン
B抗原
セラミド
スフィンゴシン
脂肪酸
グルコース
ガラクトース
N-アセチルガラクトサミン
ガラクトース
フコース
ガラクトース
たったひとつの糖の違いで
血液型が決まる

の健康をサポートするためのもっとも重要なものです。糖質栄養素はまさに命をつなぐ〝いのちの鎖〟。このことは、その内容を知ればよくわかります。

糖質栄養素という言葉は、ギリシャ語で「甘い」という意味の「グライコ」が起源です。一部の糖質栄養素はさほど甘くなく、糖類(サッカライド)と呼ばれる植物分子の一種類に分類されます。糖類とは単純に糖質(シュガー)の化学名です。しかし「糖質栄養素」というのは、他の糖質との混同を避けるためにも重要な名称です。

糖(シュガー)という言葉には「甘くておいしいけど体に悪い」というイメージがあります。糖はあなたを太らせ、糖尿病の原因にもなるもので、避けるべき食べ物に含まれています。これはひとえに、糖には砂糖(テーブルシュガー)が含まれているからです。[22,23]

砂糖は、あらゆるところで使われています。平均的なアメリカの成人は1年間に34・09キログラム以上を、子供は52・27キログラムを消費しています。つまり子供一人当り一日約７００キロカロリーを砂糖から摂っています。国によって異なるものの、この一人当たりの摂取量は近代国家においてはいずれも増加の傾向にあります。

自然界のほとんどのものがそうであるように、砂糖そのものはたいへん価値のあるものですが、それを使い過ぎるために、不健康を引き起こしてしまうのです。つまりショ糖（スクロース）それ自体は、なんら問題のないものだということです。

蜂蜜のなかの主要な糖はショ糖です。ですから砂糖を摂るのをやめて蜂蜜に代えても、ショ糖を摂るということでは何も変わりはありません。もっとも蜂蜜にはほかにも体によいはたらきがありますが、本題ではありませんので、ここではそれに触れません。

摂りすぎの弊害も糖尿の心配もない糖

植物中の「糖」は本質的には砂糖と同じショ糖です。ですからここでカギを握るのは摂取する「量」です。過剰に摂取することなく、バランスを維持することが大事です。

いいですか、ここはキログラムではなく、グラムの単位のお話ですよ。脳を正しく機能させるためにはショ糖が必要です。代謝経路図をチェックするか、それを所持しているドクターに聞いてください。かれらはそれが真実であると認めざるを得ないでしょう。

米国農務省は、エネルギーと脳のはたらきのためには、食物中の糖もすべて含めて、毎日ティースプーン10杯の糖の摂取が必要であると定めています。しかし、平均的なアメリカ人は一日にティースプーン20杯以上を食べています。このことが問題なのです。

砂糖(ショ糖)の過剰摂取は、健康を害する原因のひとつですが、それなしには良い健康状態を維持できなくなるという、人体に必要不可欠な糖も存在します。そしてこれは砂糖とはちがい、過剰に摂りすぎるようなことはあり得ない糖です。

——それが糖質栄養素(glyconutrient)です。

砂糖を摂り過ぎることが、あなたを糖尿病に追い立てていますが、糖質栄養素の糖は、あなたの健康に必要不可欠なものであり、けっして糖尿病の原因にはなりません。

わずか一滴であっという間に鋼を腐食させてしまう酸があることはご存知ですね。その酸は金属板に穴をあけてしまう力ももっています。これは明らかに悪い酸です。

しかしあなたの生命に必須の酸もあります。アミノ酸と呼ばれるものです。ある種の必須アミノ酸が欠乏すると、あなたは病気になるでしょうし、摂取できなければ死ぬ可能性もあります。

このように世の中には良い酸と悪い酸がありますが、糖も同じです。糖にも良い糖と悪い糖があります。ただし後者は「過度な摂取」ということが前提になります。

炭水化物にも目を向けてみましょう。糖質栄養素は正しくは炭水化物に属すものですが、ここも私たちにとって良い炭水化物（糖質栄養素）と、ケーキやキャンディーなど、糖分の高い悪い炭水化物があります。

悪い糖と同様に、悪い炭水化物はあなたを太らせます。米国国立健康研究所によれば、過剰な体脂肪は少なくとも20種類の疾患や病気に関係するとされています。23.

良い糖（あるいは良い炭水化物）は、糖質栄養素と呼ばれるものです。科学の教科書や論文、各種の研究分野で、糖質栄養素は左のような呼称で表現されることもあります。

＊生物学的糖質＝Biological sugars
＊単糖（ひとつの糖）＝Monosaccharides (single sugars)
＊サッカライド（糖類）＝Saccharides (sugars)
＊必須の糖＝Necessary sugars
＊必須の炭水化物＝Necessary carbohydrates
＊栄養的炭水化物＝Nutritional carbohydrates
＊糖質栄養素（必須の糖）＝Glyconutrients (necessary sugars)

糖質栄養素の重要性を考える前に、これに関わるいくつかの定義を明確にしておきましょう。

＊糖質栄養素
細胞間コミュニケーションに必要な８つの単糖

＊糖質栄養補助食品
糖質栄養素を供給するためにデザインされた栄養補助食品

＊糖タンパク質
タンパク質に結合した糖質栄養素

＊糖化合物
数種の異なる糖鎖結合をした、特定の糖タンパク質の変異体

＊糖鎖形成
糖タンパク質を形成するために一つ以上の糖を付加した状態

＊複合糖質
これらのすべてを表す広義語

糖質栄養素のことが広く伝わらない背景

糖質栄養素は健康科学における最新分野の一つなので、糖質栄養素に関するさまざまな用語は、あなたにとって初めて見るものかもしれません。

１９６５年まで炭水化物や糖質栄養素に栄養学的なアプローチをした論文は一つもありませんでした。糖に関する論文といえば唯一、それが素早くエネルギーになること、あるいは体重増加や糖尿病などと関連づけた〝悪い糖〟に関するものばかりでした。

１９６５年以降、複合糖質に関する論文が盛んに書かれるようになり、さまざまな論文や臨床試験データ、あるいは先進的な研究者による独自の研究結果が発表されるようになりましたが、ほとんどの医師はまだ「糖質栄養素」という言葉を聞いたことがなく、それが人類にとっていかに必要なものかをまったく理解していません。

近代国家の保険医療制度は、あらゆる面で西洋医学（西洋に発祥した生体臨床医学）がベースになっています。生体臨床医学はアロパシー（逆症）療法とも呼ばれますが、それを行う逆症療法医は、いま「医師」あるいは「医者」と呼ばれる人々です。

医師には高い知性とともに、難しい試験や実務研修をクリアするための高い学識が求められます。強固な意思と精神力も必要でしょう。そういうかれらにして、医薬品や手術については習っても、栄養補助食品についてはほとんど教えられていないのです。

事実、米国にある大学の医学部で、人体の正常な生理機能をサポートする栄養補助食品のはたらきについて教えているところは、まったくといっていいほどありません。

それどころか一部では、栄養補助食品には価値はなく、むしろ危険なものだと教えられています。こんな〝教育〟がまかり通っていることを、あなたは不思議に思われるかもしれません。

なぜそうなのか。答えは情けないことに、お金です。

大学の医学部は運営予算のかなりの部分を製薬会社に依存しています。製薬会社は、自らがコントロールできないものを製造したり販売したりすることに興味はありません。かれらには糖質栄養素をはじめとする栄養補助食品に関し、知識を発展させる動機がないのです。

ですから大多数の医師たちは糖質栄養素の何たるかを知りませんし、健康に関係する情報をおもに医師たちから得ているメディアも、そのことを知らないままです。

健康番組が好きなテレビが、糖質栄養素について積極的に報道しようとしないのも、同じ理由です。一般のメディアは医療や健康に関する情報を医師たちに頼っていますし、ＭＩＴ(マサチューセッツ工科大学)が「世界を変えるであろう」と評価するこの新技術をまだほとんどの医師が知らない現在、テレビの番組制作者も同様に糖質栄養素についてまだ何も知らされていないか、理解していないのです。

医療の世界に内在するこのような情報の断絶と格差が、人類の健康に対するもっとも重要な栄養学上の画期的な発見を隠蔽し、健康に役立つ真の情報を求めている人々を闇の中に置き去りにしているのです。

糖質栄養素の研究に挑んだパイオニアたち

これから説明していく「糖質栄養素（複合物）」は、現在すでに世界各国で特許を取得しており、２００６年９月現在さらに多くの国々で特許を申請中です。一方で多くの製薬会社が、独自の合成糖類の開発に莫大な時間と資金を投入しています。

しかしいまのところ、まだいずれも成功していません。

私は霊能力者ではないので、私たちの発見した自然に存在する植物由来の糖質栄養素よりも優れた〝合成〟糖質を、いつどこの製薬会社が作り出すか予測はできません。ただ、大手製薬会社が数百万ドルを投じて糖質栄養素の合成物の開発に挑んでいる事実が、今日、人間の健康に糖質栄養素がいかに重要であるかを如実に物語っています。

複合糖質は最近、『Acta Anatomica』をはじめとする数々の重要な出版物や、糖質科学あるいは糖質栄養素をテーマにした国際的な研究専門誌で盛んに論議されています。科学雑誌『Glycobiology』誌もこの分野を専門にとり上げています。世界的によく知られている英国医学専門誌『The Lancet』にも、他の科学的論文と同じ扱いで、このテーマがしばしば取り上げられるようになりました。

科学者のほかに一般の人も読んでいる雑誌『Scientific American』はある号で、「Sweet Medicine(甘い薬)」という直截なタイトルの特集記事を組んでいますが、そのなかの記事の一つには「糖で生命を救う」という、そのものズバリのストレートな見出しがついていました。

科学的な観点からすれば、糖質栄養素の分野を一般に知らしめたもっとも重要な書籍の一つが、医学生の生化学の教科書である１９９６年版『ハーパーの生化学』です。

この書のなかで、ロバート・マレー博士（医学・理学）は、糖タンパク質に存在することがわかった左の８つの主な単糖について詳しく解説しました。

グルコース
ガラクトース
マンノース
フコース
キシロース
Ｎ−アセチルグルコサミン
Ｎ−アセチルガラクトサミン
Ｎ−アセチルノイラミン酸（ＮＡＮＡ、シアル酸とも）

マレー博士は、医学生たちにこの事実を説く最高の適任者です。かれはトロント大学で教鞭をとり、幾多の輝かしい研究歴を持ち、50編以上の論文を出版。また各種教科書の著者であり、そして名著『ハーパーの生化学』の第21版から著者の一人として加わっています。

１９９７年にマレー博士に初めてお会いして以来、博士は私を友人として遇してくださっています。私はそのことをたいへん光栄に思うと同時に、かれを教師として、科学者として、そして何よりも高潔な人格者として限りなく尊敬しています。

２００３年2月、ＭＩＴ(マサチューセッツ工科大学)が出版した『テクノロジー・レビュー』誌において、〝世界を変える10の技術〟の一つとして〝グライコミクス〟が取り上げられました。グライコミクスとはすなわち〝糖質栄養素の研究〟のことです。

ＭＩＴの『テクノロジー・レビュー』誌では、これまで栄養学上の技術が取り上げられたことは一度もありません。しかしＭＩＴは２００４年に開催した「新技術の年次展示会」に、完全な糖質栄養素を開発したある会社を招待しています。

この会社は、新しい科学技術を紹介する会社としてＭＩＴの年次会議に招かれた初めての栄養補助食品の会社になりました。

ＭＩＴはいずれの会社に対しても特別な支持を表明していません。しかしこのことは、糖質栄養素開発史の記念すべきエピソードとして記憶されてしかるべきものでしょう。

どんなときにどれだけ摂ればいいのか

細胞の糖タンパク質を、必要不可欠な糖質栄養素として知られる８つの糖で満たすために、どれくらいの糖質栄養素を摂ればいいのでしょう。

私がさまざまな機会に受ける質問ですが、その「適量」はまだ定められていません。

専門家の何人かは、糖質はアミノ酸と違ったはたらきをすると信じています。Ｎ－アセチル化したアミノ酸は胃酸に耐性があることから、糖質生物学の科学者の間では最近まで、Ｎ－アセチル化した糖質も同じはたらきがあるということで意見が一致していました。

その一方で、Ｎ－アセチル化した糖質は往々にして胃酸に耐性がないことがあると信じている専門家もいます。胃酸に対して耐性があるのかないのか……、どちらかに賭けるのはリスクが高すぎます。アセチル基がついた糖質を送り込んで「うまくいきますように」と祈るより、むしろ結果として細胞表面の受容体にスムーズに運ばれていくようなアセチル基がついた糖質の複合物を供給するほうが確かです。

もしあなたが、必要な栄養素が完全に備わっていない栄養補助食品を摂っているなら、その製品に完璧なはたらきは期待できません。ただ客観的な立場から言えば、糖質栄養素の一つを確実に摂ることのできる製品なら、それはあなたの健康にとって価値があり、必ずや体調をよくしてくれるはずです。

あなたの健康問題の解決に一つの糖質を必要とするとき、その糖質を含んだ製品を摂りさえすれば、あなたの健康は間違いなく向上します。問題は、あなたが必要としているのが一つの糖質なのか、それとも二つ、五つ、あるいは複合物すべてなのか…。それはどのようにして知ればよいのでしょう。

いまのところ、その人に必要な糖質栄養素を知るための検査法はまだ確立されていません。だからといって、あなたやあなたの愛する人が、〝最良の健康〟のために必要な糖質栄養素のほんの一部しか入っていない製品を摂ることは、その代価からいってあまりお薦めできません。

糖質栄養素のはたらきを支えている成分

日々進歩している糖質栄養素の研究によって、免疫機能をサポートするとして伝統的に使われてきたハーブ類には、免疫機能を強力に補強する糖類や糖質栄養素が含まれていることがわかってきました。これらの植物のほとんどは少なくとも糖質栄養素の一つを含んでいますが、エキナセアやキノコ抽出物には糖質栄養素が２種類以上含まれています。

エキナセア（むらさきばれんぎく）は、昔から風邪のときに用いられるハーブです。これは白血球（免疫細胞）の数を増やすことで知られています。この植物にはガラクトースやアラビノースを含む糖質栄養素が大量に存在し、これに加えてウロン酸やセリン、アラニン、ヒドロキシプリンといったアミノ酸なども含まれています。25.

イエロー・オイスター・マッシュルームとして知られるキノコ(ヒラタケ属)には、マウスを使った肉腫の実験で抗ガン作用があるとされており、これにはグルコース、マンノース、アラビノース、ガラクトース、キシロースそしてフコースが入っていることがわかっています。28.

これら糖質のうち、アラビノース以外の5つは、人体に必須の複合物に含まれるもので、それが一つの食品に入っているというすばらしい植物です。

7種のキノコ類を使った血液凝固（血液凝集反応）を調べる実験では、いくつかのキノコに多数の糖質栄養素の存在が確認されています。27.

他の研究では、次の6種の異なるキノコについて綿密な調査が行われました。

タマゴテングタケ=猛毒キノコ (*Basidiomycetes amanita virosa*)

ホコリタケ (*Calvatia exipuliformis*)

アンズタケ（*Cantharellus cibarius*）
ヤマイグチ（*Leccinum scabrum*）
しいたけ（*Lentinus edodes*）
ヒラタケ（*Pleurotus ostreatus*）

結果的にここで確認された「糖」は、イノシトールに結合したマンノースとフコースでした。[28, 29]

何千年もの間、キノコ類は免疫に関わる疾病に使われてきています。免疫サポート作用をもつことで知られるこれらの植物に、一つあるいは複数の糖質栄養素が存在していたのは、けっして偶然ではありません。しかし大昔にキノコを利用した「自然療法医」たちは、自分たちが糖質栄養素を使っていることには気づかなかったのです。

ハーブやキノコだけではありません。南太平洋のある島には、数種の糖質栄養素およびその配糖体を含んでいる植物があります。この植物には複合物のすべては含まれていませんが、私が知る限り、単独ではもっとも多くの糖質栄養素を含む植物です。

その植物はヤエヤマアオキ（*morinda citrifolia*）といい、「ノニ」という名でよく知られています。この植物は抗腫瘍作用をはじめ、人体の免疫機能に関しても注目すべきいくつかの特性をもっています。30.31.

細胞間の連係に欠かせない8種の糖

以上紹介した植物には、それぞれいくつかの糖質栄養素が含まれていました。すべて固有のはたらきをもつ貴重なものですが、完全な細胞間コミュニケーション、つまり完全な細胞機能を得るためには、すべての糖質栄養素、つまり必須の糖類として知られる〝8種の糖〟を摂る必要があります。

現時点では、すべての糖をもつ単独の植物はまだ発見されていません。

あなたが、「これには必要とする8種の糖がすべて入っている」という前置きで、1本のジュースを紹介されたとします。そのジュースが２００５年5月以前に開発されたか、市場に出ていたなら、そのジュースには細胞間コミュニケーションのために、あるいはすべての器官細胞の正しい構造と機能の維持に必要な「８種の糖質栄養素」が入っているとは証明できないと断言できます。

なぜそう言い切れるのかですって？

糖質栄養素を検出するためのもっとも優れた、そして確実な方法は、ＨＰＬＣ（高圧液体クロマトグラフィー）による測定です。このＨＰＬＣは、特別なプログラミングがなされたもののみが糖質栄養素の存在を単一分子にまで掘り下げて証明でき、さらに一般に知られている糖質だけでなく、希少なものでもその量を測定できるのです。

しかし、糖質栄養素の配合を正確に測定できるようにプログラミングされたＨＰＬＣを有する研究所は、全米でもわずかしかありません。

この本を執筆する前後、私はこのＨＰＬＣで、入手できるかぎりのジュース類をすべてテストしました。そのうちの２製品は「糖質栄養素を含んでいる」と宣伝しているものでしたが、ともに人体に必要なすべての糖質栄養素を含んでいるものではありませんでした。

特筆すべきは、そのなかの一つがほぼ１００％グルコース水だったことです。その他の糖質栄養素はほとんど測定できず、測定できても、効果を得られるようなレベルの製品ではありませんでした。

販売員がそれを知らないことは不幸なことですが、製造する側がそのことを知らないとなると、問題です。

あるいは、かれらはそれを知りながら、後述する「グルコース唯一説」にしがみついているのかもしれません。しかし、もしこのグルコース唯一説が正しいなら、糖質栄養素を完全に含む製品など求めずに、ひたすらチョコレートを食べていればいいということになります。

あなたをつかまえて、自分が信じていることは〝最新栄養学の奇跡〟だと力説する人は、おそらくその製品が人体に必要なすべての糖質栄養素を含んだものだと信じているのでしょう。しかし残念ながら、最新の検査でそれは妄信か虚言であることが証明されています。

単一の植物から作られたものに、糖質栄養素のすべてを含む製品はありません。糖質栄養素の完全な製品（複合物）は、数種の異なる植物源からしか作ることができないのです。

普段の食生活で糖質栄養素を摂る難しさ

この必須の糖類が、一つあるいはそれ以上入っている食べ物はたくさんありますが、現代人は日々の食事のなかで、おもにグルコースとガラクトースの二つの糖類を摂っています。[32,33]

先祖たちが習慣にしていた伝統的な食事と現代人の食事の、糖質栄養素の供給源を考えると、現代の私たちの食事は、体が求めているものにはほど遠いものです。この乏しい食事で健康を維持するためにも、私は「グルコース唯一説」にまったく同意はできません。

ところで、ベジタリアンは乳製品を食べないのでガラクトースが不足しているといわれますが、これは俗説で正しいものではありません。かれらは乳製品を避けてはいても、ガラクトースはしっかり摂っているのです。ガラクトースはたしかに乳製品にもっとも多く含まれていますが、他のさまざまな食品にも含まれており、ビーガンと呼ばれる絶対菜食主義の人たちですら、それなりに摂取しています。

もう一つの糖質栄養素グルコースに関していえば、これはキャンディーやパンに必ず入っており、この糖質栄養素に関する限り、現代人は必要以上に摂りすぎています。

先に記したとおり、私たちの体はもともと人工の毒や汚染のない原始的な環境で生きるように設計されています。同時に、私たちは高い栄養価をもつ土壌で育ったナマの新鮮な食材を食べるように設計されているのも事実です。

このことからいって、私たちの祖先が糖質栄養素を毎日の食べ物から十分に摂っていた可能性が高く、それゆえに原始的で過酷な環境に即応して生き抜くことができたと考えられます。

しかしいま、この地球上に「栄養の楽園」は存在しません。そして私たちの食べ物は、多くの科学者が想定しているよりはるかに栄養価が低いのです。糖質栄養素についても、普段の食生活をとおして十分な量を摂ることはきわめて難しくなっています。33.

軍配は明らかな「グルコース唯一説」論争

糖質栄養素に関して、一部の科学者は便利な学説にしがみついています。それは「グルコース唯一説」と呼ばれるもので、体がグルコース（または血糖値が上がるもの）を摂取すると、複数の酵素がこのグルコースをすべての糖質栄養素に変換してしまうという説です。

この変換のプロセスは、魔法とも呼べる驚異的なものです。もしこの説が正しいなら、どんなにらくでしょう。つまり私たちはキャンディーやカップケーキ、そのほか不健康な食べ物を手当り次第に食べることで、健康を増進できてしまうのです。

現在開業している医師のほとんどは、このグルコース唯一論を信奉しています。かれらはこの概念に疑問を投げかける最新の研究を知らないのです。

その最新の研究とはハドソン・フリーズ博士の行った研究で、論理的に〝そうなる場合〞はあっても、グルコース唯一論がいつでもすべての人に（とくに健康に問題がある人に）当てはまるものではないというのが、かれの結論です。『The Journal of Pediatrics（小児科学ジャーナル）』誌（１９９８年11月）において、博士はヒトの消化に関する研究で、マンノースはすばやく吸収されて、能動的な独自の経路を経て糖タンパク質に取り込まれることを示しました。35.

かれも、グルコースを摂取するとそれが他のさまざまな糖質栄養素に変換されると教えられてきた一人でしたが、その所見では、免疫サポートにもっとも重要な糖質栄養素の一つであるマンノースは、口から入って直接糖タンパク質内に取り込まれることが明らかでした。かれは、体がもともとそのように設計されていたかのように、マンノースはいかなる変換反応もなく独自の経路で糖タンパク質に運ばれていくとしています。

もちろんフリーズ博士のこの研究結果だけでは、グルコース唯一説をくつがえすに十分ではありませんが、この説を疑わせるに十分なものです。

フリーズ博士はこうも記しています。

「糖タンパク質の生成に必要なマンノースは、グルコースから作られると想定されている。だからグルコースではなく、実はマンノースそのものが糖鎖形成の異常を正すという発見は驚くべきものだった」35.

１９９８年12月、放射線標識を用いた研究によって、グルコース唯一説が必ずしもいつも正しいわけではないという理論が補強され、研究者のあいだで強い支持がわき上がりました。

この研究は、さまざまな物質に放射性同位元素の「標識」を付けることで、その物質が血流を通ってどこへ行って何をしたかということを追っていくものです。科学者たちはこの実験で、ガラクトース、マンノースそしてグルコースに標識をつけました。

ガラクトースとマンノースはグルコースに変換されることなく、ヒトの糖タンパク質中に直接とり込まれました。

この結果は驚くべきものでした。細胞間コミュニケーションに必要とされる8つの糖のうち、少なくとも2つは、グルコースとは独立した、それぞれ独自の経路をもっていたのです。

この研究を受けて、科学者たちはビタミンやミネラル、必須脂肪酸、必須アミノ酸と並び、糖質栄養素は新しい分類の栄養素に相当する可能性があるという結論に達しました。36.

アルトン博士らが発表した別の研究では、グルコース唯一説を覆すきっかけとなったデータがさらにたくさん集められました。この研究では、マンノース分子が原型のまま実験用ラットの小腸から血液に素早く吸収され、そのマンノースは数時間のうちに血液から消えていくことが確かめられました。37.

この研究でわかったのは、細胞培養した肝細胞において糖タンパク質合成に必要なマンノースのほとんどは直接マンノースから得ており、グルコースからではないことでした。

これらの実験から、マンノースは原型のまま変化することなく小腸から血液中へ、そして血液から細胞へ吸収されることがわかったのです。

この研究ではまた、哺乳類における糖タンパク質合成には、グルコースではなく、食事由来のマンノースが貢献する可能性があることがわかりました。

私自身はこのアルトンの研究結果から、「グルコースから変換するよりも、マンノースを直接使うほうがよい」という結論を得ています。疑う余地はありません。ケーキやキャンディーさえ食べていれば健康になれるなどということは、絶対にないのです！

グルコース唯一説をくつがえすまったく別の説をもう一つ。

人はグルコースからその他の糖類に変換するために必要な酵素を、いつでも作り出せるという説です。医者のなかには、私たちの体が常に糖質栄養素を目的の場所まで運ぶための酵素、すなわちグルコース唯一説を実行するための酵素を作り出せると信じている人がいるのです。

しかしジョン・アックスフォード医師の研究は、そのような考えに強く異を唱えるものです。かれはその研究で、リウマチ患者は糖質栄養素を運ぶ重要なカギとなる酵素を十分にもっていないことを示しています。[38. 39.]

「シュガープリント検査」で明らかになったこと

グルコース唯一説が実際に正しいかどうかはべつにして、これまで調べられてきた疾患の発病過程と糖質栄養素の不足には、疑う余地のない深い関係がありそうです。すでにある研究者は、この関係を調べる「シュガープリント」という検査方法を開発しています。

この現代の「医学探偵」ともいうべき研究者は、糖質生物学の分野でもっとも尊敬される研究者の一人です。名はジョン・S・アックスフォード、BS、MD（医師）そしてFRCP（英国内科医師会の特別研究員）でもあります。かれはさらに三つの医学雑誌の編集委員のほか、数々の医学や健康に関する委員会の委員も務めています。

肩書きはそれだけにとどまりません。英国王立医学協会、臨床免疫学およびアレルギー部門の前会長であり、著者または共著者として50以上の査読学術論文、１００を超える要約および公式文書、そしてベストセラーとなった２冊の医学教科書を出版しています。

かれはまたリウマチ学の研究に精力的に関わっており、なかでも関節炎疾患における糖質生物学にとくに興味を示しています。

アックスフォード医師は、リウマチ性関節炎や全身エリテマトーデスといったリウマチ様疾患において、糖質栄養素のひとつであるガラクトースと、それをその目的地に輸送することを促進する酵素とのかかわりを研究しました。

かれは、リウマチ性関節炎や全身エリテマトーデスの患者はガラクトシルトランスフェラーゼと呼ばれる酵素および糖質栄養素のガラクトースが、健常人に比べて少ないことを確認しました。またかれは疾患の重症度がガラクトースの欠損の程度と直接関係していることに着目しました。[38,39]

これまでのところ、かれの検査法で調べたリウマチ性疾患は、それぞれ独自の

「シュガープリント」をもっていることがわかっています。

１９６５年以降、糖質栄養素に関する多くの研究がなされています。しかし現時点で、謎や暗号の大部分はまだ解き明かされていません。

アックスフォード医師のシュガープリント法は、その発想が斬新なだけではありません。血中の糖質栄養素を示すシュガープリントを観測することで、いずれは病気を診断できるようになるだけでなく、疾患を予知できるようになる可能性もあります。その意味でもこの検査法は非常に重要で価値のあるものです。

ここで少し個人的なことを書くことをお許しください。私はアックスフォード医師とともに時間を過ごす特権を与えられています。科学者としてのかれに対する尊敬の念は計り知れません。かれはまさに世界の科学研究のリーダーの一人であり、私はかれから多くのことを学んでいます。

２０００年、ロンドンの科学者が、英国国立医学協会の糖質生物学と医学に関する会議で「異常な糖鎖結合とその疾患との関係」についていくつかの事例を発表しました。私はこのロンドンの科学者のアプローチこそ、「糖質栄養素の新世紀」の幕開けにふさわしいものだと考えています。

この本の出版時点で、この科学者は10種のリウマチ様疾患を研究しており、いずれのケースでもそこに糖質栄養素が深く関わっていることを示しています。

異常な糖鎖形成がさまざまな疾患を生む

必要不可欠な糖として知られる８つのうちの一つであり、食事から摂ることのできる２つの糖類のうちの一つであるガラクトース。アックスフォード医師は、その研究で、ガラクトースの欠如がリウマチ性疾患の症状に深く関わっていることを示唆しました。

この検査の被験者たちは、この糖質栄養素が明らかに少なかったのです。もし被験者たちの、食事から得るべき２つの糖質栄養素の一方が不足していることが明らかになったら、これらの糖質栄養素をごく少量しか摂取できていない私たちの現在の食生活を、根本から見直さなければなりません。このことは酵素についても同様です。

左は、２０００年に行われた英国国立医学協会の「糖質生物学と医学に関する会議」の要旨です。

＊ガラクトースとリウマチ性関節炎には関連がある
＊ガラクトース量の減少を伴う免疫グロブリン抗体の異常があった
＊分子が変形し、内部が露出、免疫認識も変化した
＊疾患の重症度にガラクトースの欠損が比例している
＊他の９つのリウマチ様疾患はシュガープリントの変化と関連していた
＊検査したそれぞれの疾患は、独自のシュガープリントを示した

シュガープリントによる検査は確実に進歩を遂げています。そしてアックスフォード博士の研究に関心をもつ科学者は、この技術が医学系の研究室で標準的方法として公開されることに熱い期待をかけています。

前出の『The Journal of Pediatrics』誌の中で、フリーズ博士はこう言っています。

「食物中のマンノースの生物学的利用に関する情報はとても少ないが、食事から摂取できるマンノースは、すべての糖鎖形成に供給するにはたぶん不十分だと推測される」[35]

　またランバーグとマカナリーは、論文を徹底的に再調査したあと、「一部の単糖については私たちの食事から不十分な量しか摂取できていない」と結論づけています。[33]

　89頁からの図を見てください。食物の加工に伴って糖類が失われているのがわかります。アミ線はナマのにんじんに含まれる種々の糖類、実線は調理後のにんじんに含まれる糖類の量を表わしています。いくつかの糖類は料理されることでほとんど消失してしまっています。[33]

　重要な注目点は、にんじんの甘さに含まれる糖類の量は非常に多く、調理をしてもかなり多く残っています。しかしこのショ糖（スクロース）とブドウ糖（グルコース）は大量に食べるにふさわしい糖ではありません。

もう一つの甘い糖である果糖（フルクトース）は、少量を摂るかぎり問題はありませんが、多量に摂取することは、多量のスクロースを摂るのと同じくらい健康に害を与えます。

細胞間コミュニケーションや免疫のバランス調節に必要な糖の大部分はヘキソース（６つの炭素分子が存在する６炭糖）で、これと並んでアミノ酸のＮ－アセチルグルコサミン、Ｎ－アセチルガラクトサミン、Ｎ－アセチルノイラミン酸があります（説明の意味がよく理解できなくても心配しないでください。私はここでただ正確を期しているだけです）。

人間の糖タンパク質の糖鎖には、ペントース（キシロース）はほとんど含まれていませんが、それでもキシロースは重要です。

スクロースやグルコースのような甘い糖に比べて、ヘキソースとペントース分子は非常に少量しか存在していません。ひとたび調理されたにんじんには、ヘキソースやペントース分子はほとんど残りません。これは、はじめから私たちの体

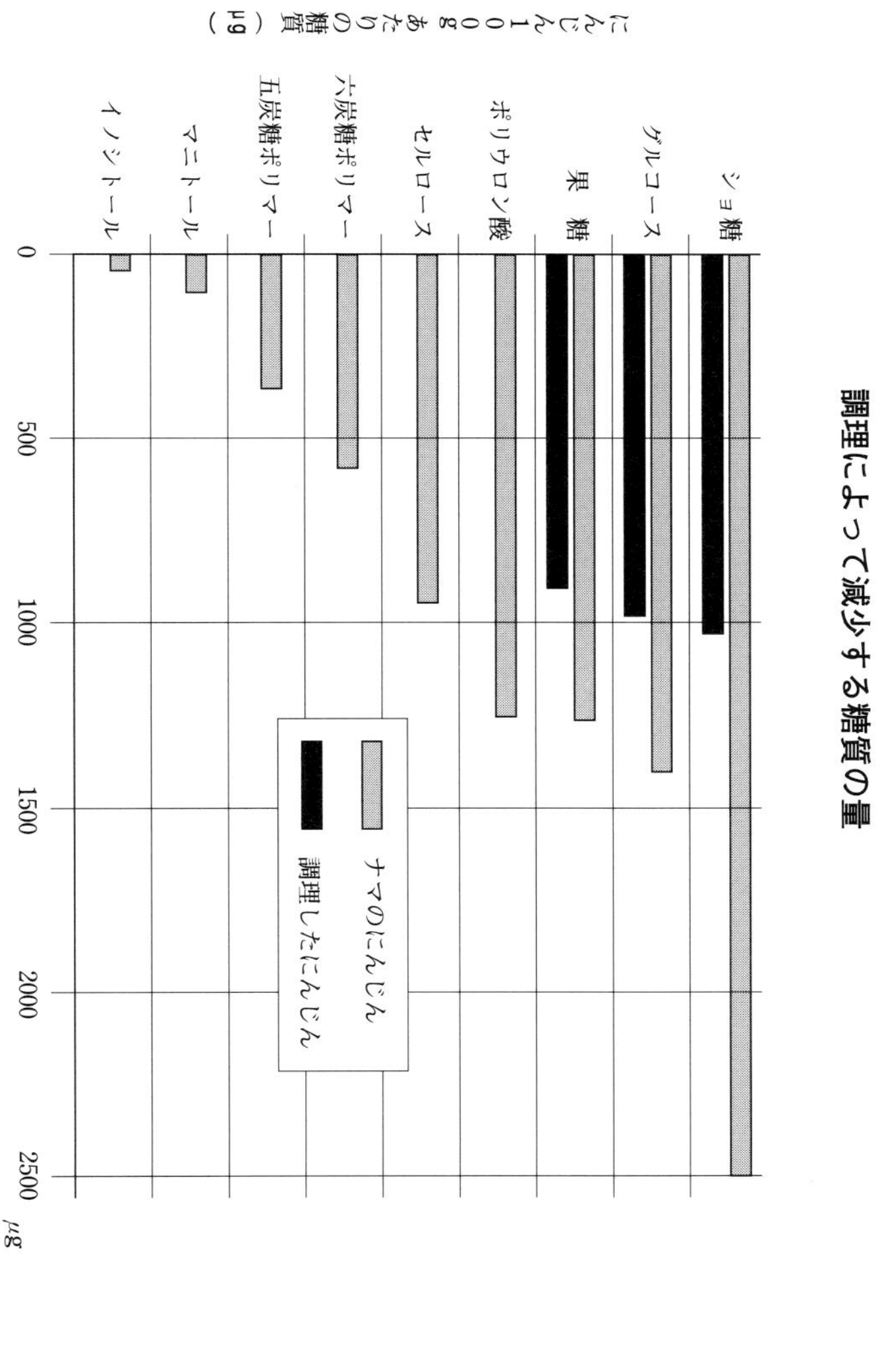
調理によって減少する糖質の量
にんじん100gあたりの糖質（μg）
ショ糖
グルコース
果　糖
ポリウロン酸
セルロース
六炭糖ポリマー
五炭糖ポリマー
マニトール
イノシトール
0
500
1000
1500
2000
2500
μg
ナマのにんじん
調理したにんじん

にんじんを調理したときに減少する抗酸化栄養素の量

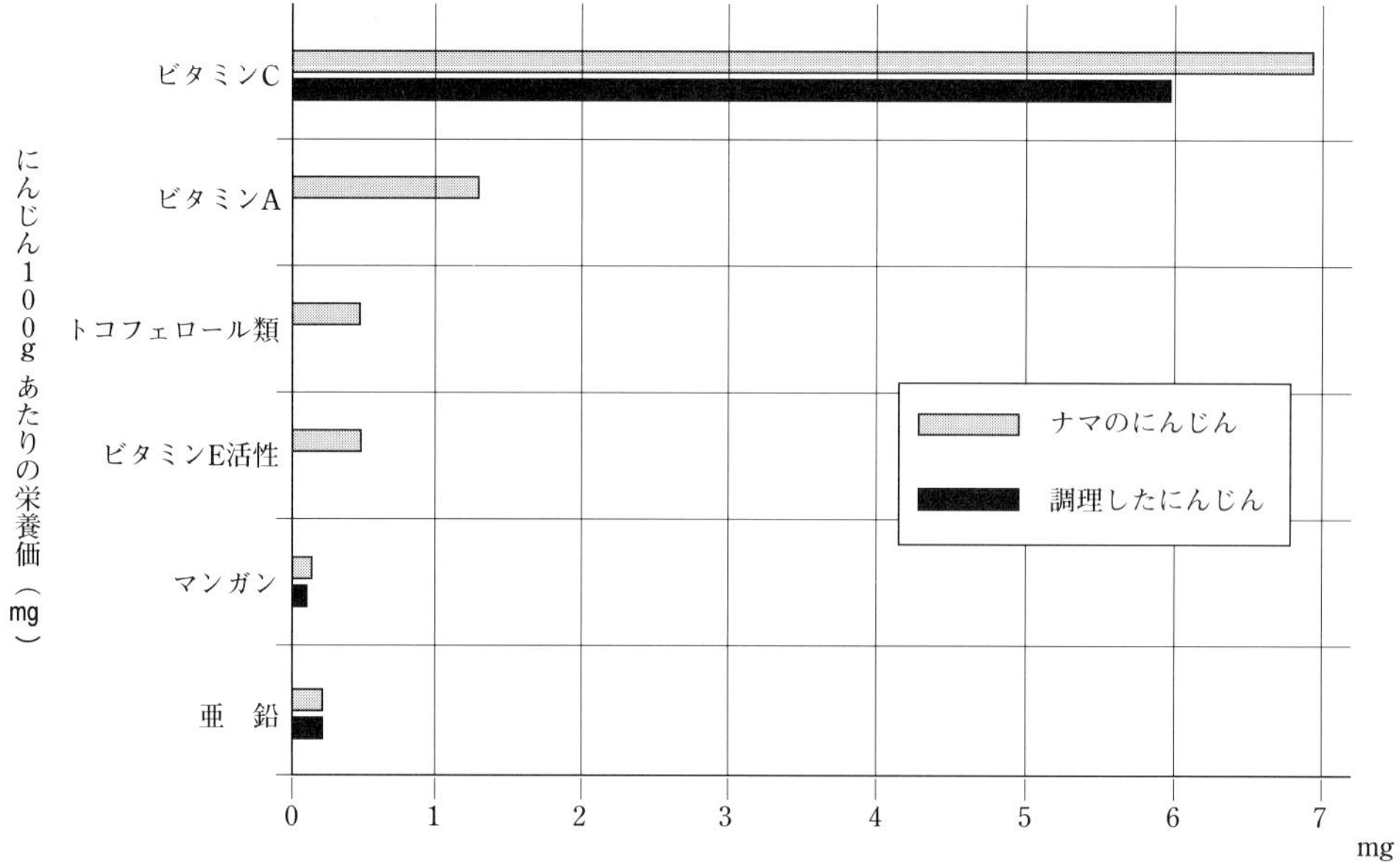

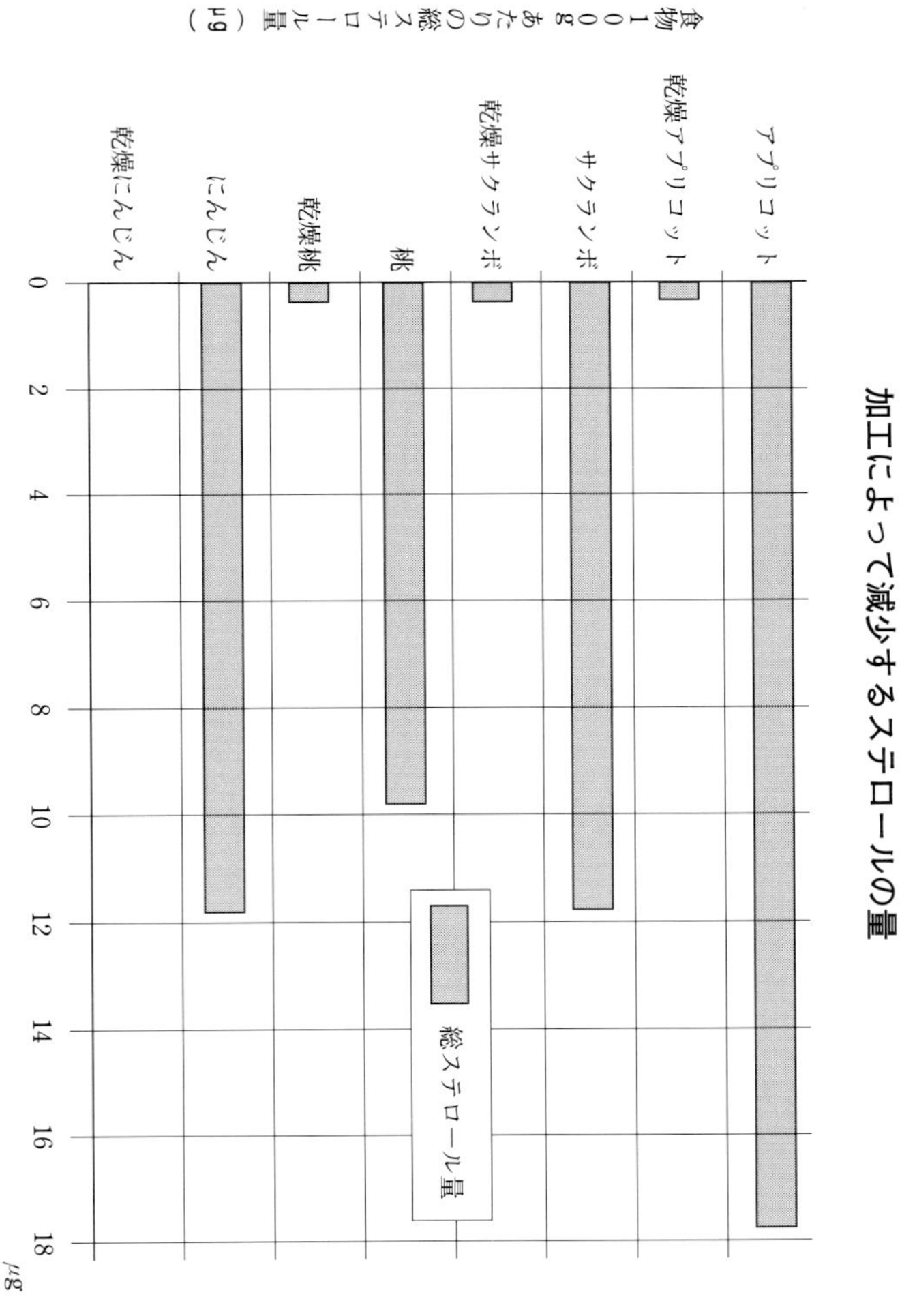
加工によって減少するステロールの量
食物100gあたりの総ステロール量（µg）
アプリコット
乾燥アプリコット
サクランボ
乾燥サクランボ
桃
乾燥桃
にんじん
乾燥にんじん
0
2
4
6
8
10
12
14
16
18
µg
総ステロール量

ほうれん草を調理したときに減少するビタミンやミネラルの量

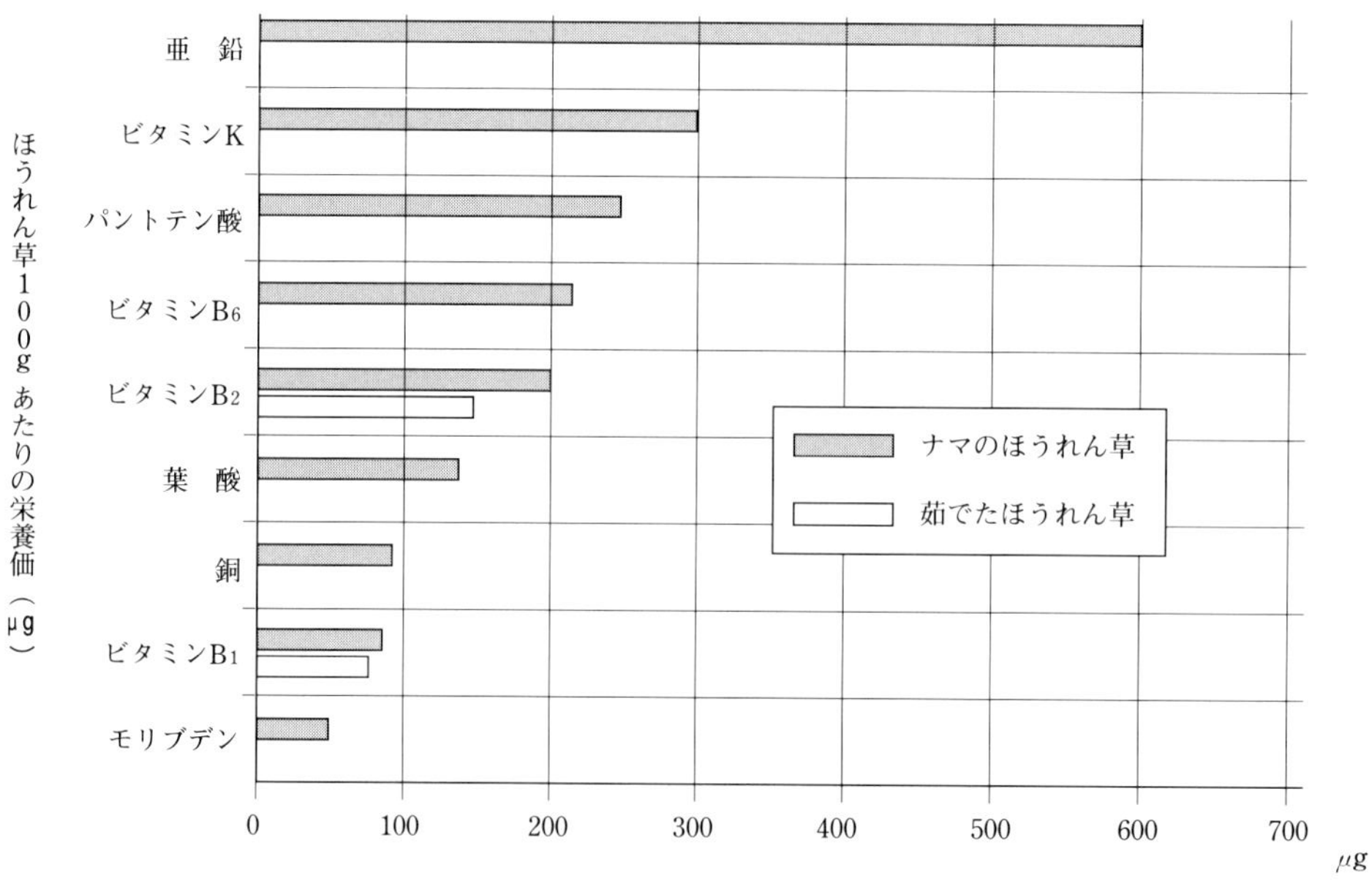

がにんじんをナマで食べるように設計されているからです。

これらの糖類は多くの食べ物に含まれていますが、毒素やさまざまなストレスなど、健康を脅かすものと闘うに十分な量の糖類を、日々の食事から摂取することは不可能です。

もしあなたが健康を維持し、病気と闘うことのできる体を望むなら、自ら栄養補給をしなければならない時代がきています。ビタミン、ミネラルなどはもちろん、とくに糖質栄養素の補完が必要です。

糖質栄養素がはたらいてこその代替医療

あなたの体の細胞はすべて、必要不可欠な糖として知られる８つの糖またはそれらで構成された糖質栄養素を必要としています。

理由はもうおわかりですね。そうです、体のすべての部分で「細胞間コミュニケーション」が欠かせないからです。

８つの糖質栄養素のすべてを、体のなかの必要な場所にしっかり摂れているかどうか、あなたは確信が持てないはずです。あなたがどこにいようと、年齢や性別や健康状態がどうであろうと、もし〝最良の健康〟を手にいれ、維持したいと願うなら、糖質栄養素を毎日の計画にしっかり組み入れなければなりません。

まとめると、糖質栄養素は体の次のはたらきのために必須のものです。38.

＊正常な細胞のプロセス（細胞過程）
＊細胞性免疫
＊認識と応答
＊抗体の機能
＊情報伝達と健康回復

あなたがこれまで代替医療(補完医療)について聞いたり学んだりしてきたことは、すべて西洋医学の考え方にそったものです。

例えばハーブ療法です。この療法はその名が示すように、ハーブに含まれる物質を薬として使うものです。

かりにあなたに何らかの症状があるとします。その症状を治癒または緩和するためにハーブを摂ります。そのとき、あなたの体が必要とするものをすべて摂取できていれば、ハーブ療法はその病状に反応し、回復が期待できます。

ビタミンやミネラルは体のさまざまな機能において重要なものですが、なかでも健康な細胞を組み立てる過程できわだって重要です。ここでも糖質栄養素とそれに対応するタンパク質は、細胞間のコミュニケーションのために欠かせません。細胞同士で会話ができなかったら、体は正しく機能しません。

糖質栄養素をよく学んでいない医師たち

多くの医師は学校で、細胞間のコミュニケーションはアミノ酸を介して促進されると教えられています。卒業してからもそれ以外のことは習っていません。新しい医学を学び、今年インターンを終えたばかりの医師でも、いまあなたがこの本から得ている情報を知らない可能性が高いのです。

かれらが学んできた〝古い説〟は、アミノ酸は2通りでしか結合できないというものです。ＡとＢがあればABかBAにしかならないという考え方です。

しかし糖質栄養素はそうではなく、炭素骨格にＯ（酸素）とＨ（水素）分子が結合した、いわゆる生物学者が〝環状〟と呼ぶ構造になっています。この構造が無限ともいえる多様な組み合わせを可能にしています。

これが細胞と細胞との会話に必要な「言葉」を形づくる唯一の方法であり、この構造が細胞間コミュニケーションを助ける唯一のものなのです。

何度でも言います。最近まで医学部で教えられてきたことの誤りが、つぎつぎに証明されています。これは医師たちが悪いのではありません。あなたの主治医の落ち度ではありません。

あなたの主治医に、変化し続ける最新科学のすべてを把握することを期待してはいけません。かれらは論文や専門誌の執筆に追われているか、あるいは何も学んでいません。栄養補助食品に関する情報だけをとっても毎年25万ページ以上の科学論文が発表されています。このすべてに遅れずについていける医師はいませ

グルコースの構造式

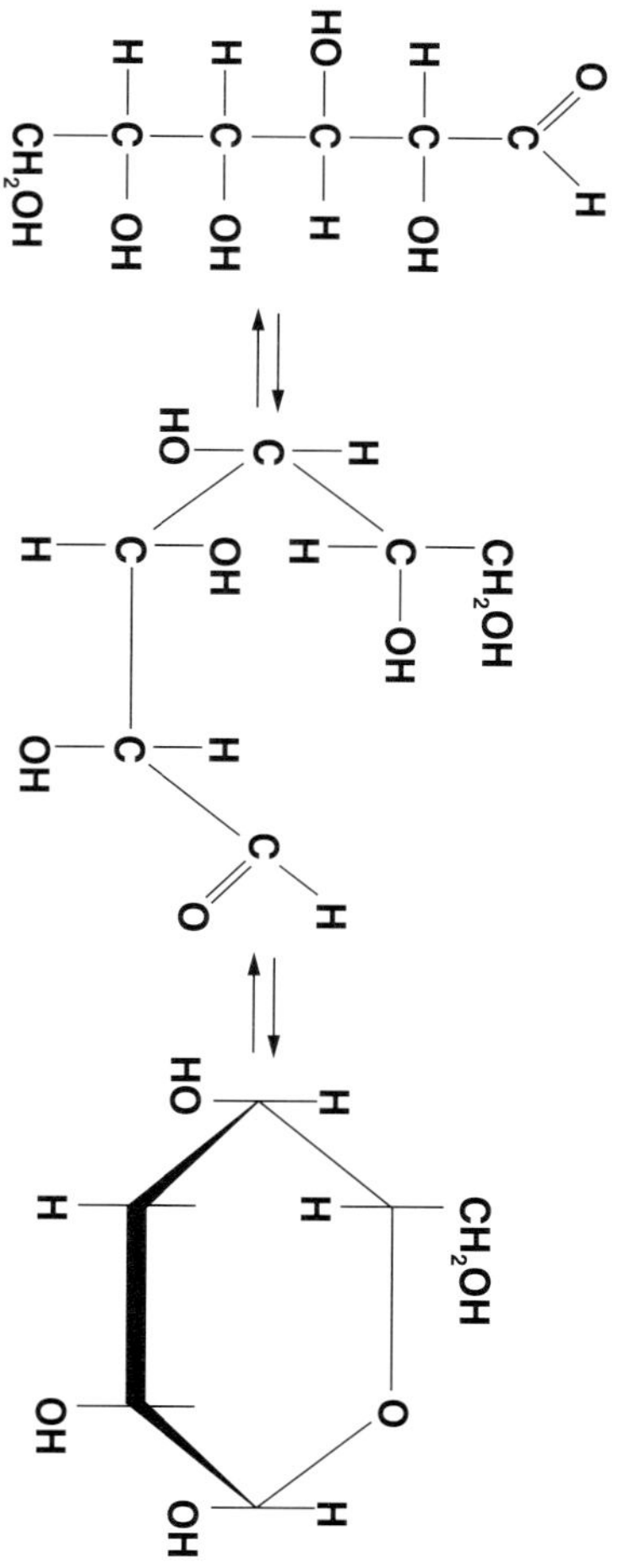

D-グルコース
直鎖形
(Fischer 投影式)

α-D-グルコピラノース
環状構造式
(Haworth 式)

ん。

あなたの主治医が糖質栄養素の最新の情報をまだ知らないとしても、かれが悪いのではありません。ぜひこの本を読んでもらってください。そうすれば、かれらが栄養に関する21世紀の最新情報を知る手助けになり、そのことはまた、多くの患者のためにもなるでしょう。

以下の三つが、糖質栄養素について私が確信する単純明快な結論と予測です。

・健康に関する20世紀のもっとも重要な発見である
・マサチューセッツ工科大学が認めるもっとも重要な最新技術の一つである
・21世紀においても人の健康に重要な位置を占め続ける

不完全な糖鎖形成がもたらす12例の欠損症

糖質栄養素が人体のすべての機能に欠かせないということは、いま進行中のさまざまな研究によって裏づけされています。私がこの本を執筆している時点で、少なくとも12例の「先天性糖鎖形成欠損症」が科学者によって認定されていることもその一つです。35.

糖鎖形成の不完全がもたらす症状は、死を含めて幅広いものです。乳幼児突然死症候群（ＳＩＤＳ）は不幸で不可解な疾患ですが、現在はこれも糖質栄養素の供給不足による欠損症の一つであることがわかっています。

考えてみてください。たった一つ糖質栄養素が足りないということだけで、細胞間の伝達不良という悲劇的な不幸の引き金になりうるのです。しかし前述のように、医師たちは糖質栄養素についてほとんど教育を受けていないため、それを武器に症状を改善することを考えようとはしません。当然、そのことを前提にした診断も行えないでしょう。

ここで、２０００年の「糖鎖生物学と医学に関するＲＳＭ会議」で発表された先天性糖鎖形成欠損症についてのレポートの趣旨を挙げておきます。38.

＊少なくとも12例が認定されている（06年時点）

＊死を含めて症状の幅が広い
＊圧倒的多数は正しく診断されていない
＊乳幼児突然死症候群（ＳＩＤＳ）を含む未解明の疾患の一因である

また同じ「報告」に「マンノース、フコース、グルコースを含む糖質栄養補助食品は治療法になり、そして生命の危機をも救うであろうことが立証された」とあることを付け加えておきましょう。

ときに診断不能とか、医者の手に負えない遺伝的な疾患とされている CDGs についても、糖質栄養素が異常な糖タンパク質を正常化するケースがあることが確認されています。これはきわめて重要なニュースです。

いまや糖質栄養素とそれを含む優れた栄養補助食品によって、数々の先天性欠損症が改善される可能性が科学によって証明されつつあります。それは過去には夢でしかなかったことです。医学はかつてない、希望をもてる時代を迎えているのです。

生命のベースとしての細胞をつなぎ、その活動を健全で強固なものにする〝いのちの鎖〟――糖質栄養素。子供を含め、説明のむずかしい症状に苦しむすべての患者について、今後は先天性糖鎖形成欠損症の可能性について十分考慮されるべきです。それが疾患の改善に向けての大きな一歩になる可能性は、かなり高いと言えるでしょう。

これまでに発見されている糖鎖形成の不完全によるとされる12の欠損症は、まだほんの始まりに過ぎません。今後、医療にかかわるさまざまな研究機関から、さらに多くの臨床例が報告されることになると思われます。

第3章　ガンに勝つためにも糖質栄養素は欠かせない

広範囲の疾患に影響力をもつ糖質栄養素

これまでの多くの科学的データから、糖質栄養素（8種の糖）がさまざまな症状に強い影響をもつことがわかってきています。左にいくつかの例を挙げておきます。

喘息＝マンノースとN－アセチルガラクトサミン 41.
接触性皮膚炎のようなアレルギー＝フコース 42.
気管支過敏症＝N－アセチルノイラミン酸（NANA） 43.
ガン症例＝マンノース、フコース、グルコサミン、ガラクトース 44.

さまざまな炎症＝N－アセチルガラクトサミン、N－アセチルグルコサミン 45.
感染＝マンノース、N－アセチルノイラミン酸（NANA）46.
マラリア＝N－アセチルノイラミン酸（NANA）47. 48.

当然のことですが、医師たちは自分にとって未知の栄養物質を患者に用いることに慎重になるものです。近年、糖質栄養素に関する多くの報告が行われ、さまざまな〝教材〟をとおして最新の情報を学ぶことが可能になっています。しかし、ことわざにあるように「馬を水場に連れて行くことはできても、飲ませることはできない」のです。

一般に医師たちは、免疫系に影響を及ぼすものに対しては、〝促進〟か〝抑制〟の、どちらかでしか対応しようとしません。医薬の世界では、体のバランスやホメオスタシス(恒常性)を調節できる安全な自然の物質について詳しい人は少ないのです。

例えば、内皮細胞の細胞表面の糖タンパク質は、移植による拒絶反応の調節に関与しています。これについての対応にはさまざまな論があり、賛否両論、たいへん物議をかもす分野です。

糖質栄養素を知る医師のほとんどは、糖質栄養素は免疫機能を向上させるという情報を手にしていますが、それでも医師は常に用心深いものです。

いわんやその医師が糖質栄養素について学んでいなかったら、「糖質栄養素を摂りたい」と望む移植患者や、免疫抑制剤を摂取している患者に、きっとこう言うでしょう。

「糖質栄養素は摂らないでください。それは免疫刺激(賦活)剤です」

とかく医師たちは、免疫系に影響を及ぼすものに対しては〝促進〟か〝抑制〟でしか考えないと言いました。

しかしバランスのとれた完全な糖質栄養素複合体は、単に免疫を促進するだけでなく、免疫調節剤(モジュレーター)であることがわかっています。免疫調節剤は免疫系をバランスよく調節するためのもので、促進か抑制か、どちらかの一方に偏ったものではありません。

糖質栄養素は免疫を促進するだけでなく、免疫系をバランスよく調節するはたらきがあることを示す二つの例を挙げておきましょう。

優れた免疫調整機能を示す二つのケース

免疫系が亢進することで自分自身をも攻撃してしまう自己免疫疾患に、紅斑性《こうはんせい》狼瘡《ろうそう》があります。一方、慢性疲労と繊維筋痛は免疫系が低下している症状ですから、免疫を強くすることが必要です。

どちらのケースでも、糖質栄養素を摂取した患者はほとんどすべてのマーカーにおいて健康状態の向上を示しました。自己免疫障害の場合には免疫系を抑制する方向にはたらき、免疫障害では免疫系を高める方向にはたらく。つまり糖質栄養素は免疫系のバランスをとる機能を有しているということです。[49,50,51]

バランスがとれていること、それが健康の真の姿なのです。

ここまで、いくつかの疾患との関連で、糖質栄養素のもつ機能とその目覚ましいはたらきについて具体的にお話してきました。念のため付け加えておけば、あなたに自己免疫疾患があるなしに関わらず、いかなるケースにおいても自己診断や自己処方を薦めるものではありません。いずれの場合も、あなたの主治医と相談しながら対応するようにしてください。

ただしここで言っておきたいのは、死をも想定される深刻な病気も、圧倒的多数の医者が〝この分野〟の教育を受けていないために、正しく診断できていないケースがあるということです。

あなたにお願いします。あなたの主治医の目を見開かせるため、かれのもとに〝糖質栄養素〟を持参する、最初の患者になってほしいのです。

「でも私の主治医は話を聞いてくれないでしょう」

「私の主治医はきっとだめだと言うでしょう」

そんな声が聞こえてきます。

わかりました。それではもう一度、大切なポイントを繰り返させてください。

あなたが何かの専門家でなければ、そのことに関して誰かにアドバイスすることはありませんよね。

それでは伺います。あなたに糖質栄養素を摂ることを認めなかったドクターは、糖質栄養素について教育を受けていますか？

あなたの主治医がもし真剣に話を聞いてくれないなら、聞いてくれる医者を探すことです。新しい知識を学んで、健康への正しい答えを探すより、限られた自分の知識という〝エゴ〟に閉じこもる医師に、あなたの大切な時間を費やす必要はないのですから。

移植を手がける医師に必要な糖鎖の知識

近年の傾向として、糖質栄養補助食品の使用について、移植のケースにも言及してほしいと望まれることが多くなりました。そういう方を失望させて申し訳ないのですが、もしあなたが移植を要する患者なら、イエスかノーかの判断はあなたとあなたの主治医の間で行ってください。

ただここで重要なのは、主治医が決定を下す前に、かれが十分な情報を得ているかどうかということです。それを怠っていれば、あなたが新しい医療を受ける機会は遠のき、あなたの体は危険にさらされることになります。

移植患者は、きわめて深刻な症状にある人たちです。そもそうでなければ、「移植」などする必要はないのです。その人たちは移植に伴うさまざまな合併症で不幸にも命を失うことになるかもしれません。このような患者を前にし、主治医は自分自身がしっかりとした「情報」をもっていないかぎり、その情報に基づく判断はできません。

もし、移植を手がける医師がまだ糖質栄養素について教育を受けたことがないなら、それに免疫を調節するはたらきがあることや、それを使うことが安全なことをインターネットで学べます。

さらにそれ以上のことを学ぶ意欲があれば、糖質栄養素に関する有力なサイトにアクセスすることもできます。

移植については、かならず糖質栄養素を学んだ医師が関与すべきものです。その医師が糖質栄養素について専門的な教育を受けていなければ、患者にそれを使う意味を伝えることができないのですから。

糖質栄養素はクスリではなく食物です。正しく調整された糖質栄養素のコンプレックス(合成物)の安全性は確立されています。しかしこれが賦活薬として作られたエキネシアなどの一般的なハーブやその複合物である場合、そこに含まれる糖質栄養素は免疫刺激(賦活)剤です。57.

一方、その合成物が「アラビノースとガラクトース」対「フコースとマンノース」の正しい比率で作られていれば、それは免疫刺激(賦活)剤というより免疫調節剤(モジュレーター)として機能します。

あなたが準備している製品(コンプレックス)はどうなのか、糖質栄養素について熟知している医師に確認してください。

65億の全人類が糖質栄養素を必要としている!

免疫に貢献している白血球、内皮細胞、繊維芽細胞やその他の細胞は、糖タンパク質によって調節されています。適応免疫エフェクターにも糖鎖が結合しています。そして私たちが知るとおり、完全な糖タンパク質は傷を治し、またガンや炎症など細胞増殖や細胞死による病の改善にとって必須のものです。[58][39]

医師は患者の症状に対して慎重でなければなりません。命にかかわる病気のときは、とくにそうです。糖質栄養素について質問する患者に、大抵の医師は「摂ってはいけません」と言います。そもそもかれらは糖質栄養素のことを知らないのですから、その理由について詳しく説明することは稀です。かれらは糖質栄養素を理解していないことを患者に知られたくないのです。

もう一度言います。糖質栄養素という〝知識〟を把握していないかぎり、あなたの主治医はそれについての判断を下すことはできないのです。

私が得ているさまざまな情報から推して、２００６年の時点で全世界65億の人類すべてが糖質栄養素を必要としているといって過言ではありません。

現代を生きるすべての人にとって、糖質栄養素はそれほどに重要なものなのです。糖質栄養素はもはや毎日の暮らしに欠かせないヘルスサポートとして受け止められるべきです。もし患者が深刻な健康状態にあるようなら、糖質栄養素を専門に学んだ医師に相談するべきです。

化学療法や放射線で効果がなかった患者が…

優れた医師たちは、自分の知らない領域にも果敢に踏み込みます。かれらはすでに、ガンを含む細胞機能の疾患との闘いに、糖質栄養素が欠かせないことを知っています。

たびたび言うように、栄養補助食品は病気を治すものではありません。私たちの体は設計されとおりのはたらきをする道具さえもっていれば、自ら病気を治し、傷を修復することができるのです。

腫瘍患者を対象に行った腫瘍学者グレン・ハイランド博士の調査があります。隣接する３つの州から集められた１００名のガン患者が標準的な放射線療法または化学療法を受けている間、博士はかれらの食事に最新の栄養補助食品を加えました。

１００名の調査を終えた段階で糖質栄養素が〝有害ではない〟ことがわかった

だけではなく、化学療法や放射線療法では効果が認められなかった患者でも、回復するケースがあることが確認されました。[52]

この事実は、ガンの治療においても糖質栄養素が力をもつことを意味しています。以下は１９９９年のハイランド博士のパイロット調査の報告です。

＊抗酸化剤と微量栄養素を含む栄養補助食品を与えることで、標準の治療が無効になることはなかった。
＊ガン細胞に対する放射線療法や化学療法の効果がより高まった。
＊治療のダメージから正常細胞（骨髄、肝臓、腎臓、粘膜基底）が保護された。
＊化学療法や放射線治療で治療効果が得られなかった悪性腫瘍においても、栄養補助食品を併用することで治療の効果が見られた。
＊治療中の〝生活の質〟が格段に向上した。

この研究が示す意味合いはきわめて大きいものです。細胞がダメージを受けることなく、化学療法や放射線療法の悪影響を減らし、患者たちの生活の質が劇的に向上することを、博士は教えてくれました。

かれのもう一つの論文は、ガンに関してとくに注目すべきものです。その一部を抜粋して紹介します。

「大腸腺癌を患った高齢の女性は、手術、放射線そして化学療法という標準的な治療を受けた。彼女はこの処置に対して予想以上の好ましい結果を示した。この患者は診断されてからずっと、1日1回か2回、2から4グラムの糖質栄養素を摂っていた」

「この報告は、彼女が2年間で受けた静脈注射で5－FUを2回、経口と局所で5－FUをそれぞれ1回ずつの治療を網羅したものだ。彼女は最後の2回の5－FU療法を終えたあと、軽い下痢と倦怠感を覚えただけで、髪の抜け、口の潰瘍、吐き気や嘔吐といった予想された副作用は起きなかった」

「彼女は大腸腺の手術から一般より早く回復し、放射線療法も副作用なしに耐えた。この患者のガン治療に対する際立った耐性は、糖質栄養素がガン患者の生活の質を向上させることを裏付けるものだ」53.

髪が抜けること、口の潰瘍、嘔吐といった副作用がほとんど伴わないガン治療をあなたは想像できますか？　もしあなたがガンの治療を受けなければならないとしたら、何よりも副作用を軽減しながら治療の効果が上がることを望むでしょう。

その意味からも、糖質栄養素はきわめて高いレベルの補完医療を提供してくれる可能性があるのです。

すべての細胞の糖鎖形成を高めるために

糖質栄養素とはどのようなものか、そしてそれがいかに重要なものかということを見てきましたが、それをどのくらい摂取すればいいのか、その適切な摂取量についてはまだ触れていません。

実はこの答えは、あなたが思っているほど簡単ではありません。いまはほとんどの人は、医師の処方に従うことに慣れています。たとえば細菌感染症になれば、抗生物質を処方され、「一日３回５００ミリグラムを10日間」などと言われ、それに従うことに何の抵抗も感じません。

現代医療におけるこの薬剤の処方と用法は、科学的研究に基づいた平均値です。薬剤は生化学的に生体系にはたらきかけるもので、自然の物質よりもその効果がよりはっきり予測できます。

しかし、ここに見逃せない事実があります。〝正しく処方された〟医薬品の予想外の反応による死が、全米における死因の４位になっていることです。これはけっして医師のミスではありません。医薬品は基準どおりに正しく処方されているのです。

そうです、科学合成されて効果と反応が予測できる医薬品でさえも、摂取する時間や量や回数による反応の違いまではっきり予測できないのです。

科学的研究に基づいた医薬品でさえそうなのに、私たちはいかにして自然の食べ物の〝効果〟を予測できるというのでしょう。

糖質栄養素は体のすべての細胞に欠かせないものです。糖質栄養素を摂取する目的は、特定の細胞へのはたらきかけではなく、体内のすべての細胞の糖鎖形成を総合的に維持し高めるためです。

すべての細胞が決まった時間に生まれ、決まった時間に死ぬのなら共通した対応も考えられましょうが、人の細胞はそのようにはできていません。それぞれ独自の〝個性〟をもつ細胞に対して、糖質栄養素の摂取効果を一律に予測することはできません。

繰り返しますが、糖質栄養素は食品であって薬ではありませんから、薬と同じようなはたらきを期待してはいけません。

健康に生き延びるために毎日欠かさず摂る

細胞はたえず生まれ、そして死んでいます。何兆個もの細胞はそれぞれ寿命が異なります。左をご覧ください。人体の細胞の寿命です。数時間しか生きられない細胞、数年生きる細胞、その寿命はいろいろです。

顆粒球（好酸球・好塩基球・好中球）	10時間〜3日
胃の内壁細胞	2日
精子細胞	2〜3日
大腸の細胞	3〜4日
小腸の上皮細胞	1週間以内
血小板	10日
皮膚の表皮細胞	2〜4週間
リンパ球	2カ月〜1年以上（幅が大きい）
赤血球	4カ月
マクロファージ	数カ月〜数年
内皮細胞	数カ月〜数年
膵臓細胞	1年以上
骨細胞	25〜30年

どの細胞がどのような糖質栄養素を摂ることで十分に補完されるのか、予測することはできません。ですから、糖質栄養素をどれくらい摂ればそれぞれの必要量を満たせるかもわからないのです。

理論的には、《一度の糖質栄養素の経口摂取で50万個の細胞に糖質栄養素を供給でき、そのうちの40万個が寿命を終える間にも、残りの10万個は生き続ける》ということが言えます。

細胞の寿命が尽きると、新たな細胞に置き換えられますが、置き換えられた細胞にも糖質栄養素は欠かせません。しかしそのとき実際に十分な糖質栄養素が供給できるかどうかはわかりません。

糖質栄養素を供給する適切なパターンを言うのは難しいのですが、ただ継続的な供給が必要なことは確かです。半減期が多くは10日かそれ以下である糖タンパク質は、きわめて短時間で組み立てられそして分解されますから、新しい糖タンパク質の合成のために、糖質栄養素の継続的な供給が必要です。

このことを念頭に置けば、思わしくない健康状態を是正するために糖質栄養素を摂り、糖鎖形成された健康な細胞を獲得するには、何ヵ月も要するということです。

言い換えれば、決められた回数、決められた量を服用したり、具合が良くなったら服用を中止する薬とちがい、糖質栄養素は生きている限り、そして生き延びるために、毎日摂るべきものなのです。

糖質栄養素はあなたの細胞にとってもっとも重要な食べ物です。あなたの体でグルコース変換が正常に機能しているかどうか、毎日の食事があなたに必要な糖質栄養素を十分に供給しているかどうか、不安がいっぱいです。細胞が毎日必要としているものを確保するために、糖質栄養素の栄養補助食品を毎日食べ続けることが必要なのです。

体は自ら〝危険のレベル〟を感知する

ここで一つ考えておきたいのが、常々私が「体が感じる危険度のレベル」と呼んでいるものです。これは科学的な検証を経たものではありませんが、長年の臨床的観察から、私はこの理論の正しさに自信をもっています。

「体が感じる危険度のレベル」とは何でしょう。それはこうです。体が健康で正しく機能しているとき、体は、自らに忍び寄る「疾患」とその「部位」を感知(察知)し、それが複数あった場合は、危険度の高いほうに注意を向け、防御の体勢をとるということです。

さまざまな疾患が体内で同時に進行しているのに、患者がそれに気づかずにいることがあります。ここでは乳ガンを例に挙げますが、乳ガンと診断された患者が、「そんな自覚症状はまったくありませんでした」と言います。よくあるケースです。体のなかで乳ガンが形成されるまでに5年から30年の歳月を要し、それまではとくに症状が表れないからです。

繊維筋痛なら痛みを伴うので気づきますが、そのとき、体のなかで同時に乳ガンが目を覚ましているかもしれません。しかし、体内に乳ガンの細胞が育ち始めても、ある時点までは診断できませんし、症状もないので患者もガンの存在には気がつきません。

このとき、その患者が糖質栄養素を毎日摂っていたとしたら、どうなるでしょう。

体は、より深刻な敵――ガン細胞と戦うために、そちらに糖質栄養素を送り、痛みはあっても、とりあえず生命の危険がない繊維筋痛にはほとんど対処しないのではないか……。

患者は、糖質栄養素を摂っているのに繊維筋痛が改善しないことに不満をもつかもしれません。しかし体は、自らが感じる「危険度のレベル」に従って〝いのちの鎖〟をフルに機能させている。それが長い臨床体験から生まれた私の「体が感じる危険度のレベル」の理論です。

私はこの10年間、数日で〝生活の質〟が格段に向上した繊維筋痛の患者を何人も見てきました。そして同時に、同じレベルの改善のために何ヵ月も費やしているケースも見ています。

私は強く疑っています。このようなケースでは、かれらが気づかなかった、または医師が診断できなかったもっと深刻な〝何か〟が、その患者の体のなかで進行していたのではないかと。どのような病気についても、これと同じシナリオを想定することが可能です。

快適性の維持よりも生命の維持が重要

結論的に言って、糖質栄養素をどれくらいの期間にわたって、摂るべきでしょう。

現実に、最初の2、3日間糖質栄養素を摂ることで、奇跡のようなすばらしい結果を得る人もいますが、もちろんそうでない人も大勢います。これは私たち人間は生化学的にも遺伝的にも異なった存在だからです。その〝独自の個体〟に対し、医薬品でない糖質栄養素がどれだけの期間でどのような結果を示すのか、具体的に予測することはできません。

それぞれ異なる寿命をもつ細胞です。糖質栄養素が与えられることによって、どの細胞がどのように糖鎖形成されるかを予測する方法がないことを知っておいてください。54.

細胞の糖鎖形成半減期はせいぜい10日間です。そのことからいって、私はすべての人が生涯にわたり、毎日の健康のために糖質栄養素を摂ることを強くお薦めします。

糖質栄養素を、症状を取り除くための医薬品と混同しないことです。生涯にわたって〝最良の健康〟をサポートするためのものであるという認識をもつこと。さらに視野を広げ、糖質栄養素を摂ることを「新しいライフスタイル」の一環と考えてほしいのです。

第4章　博士の提言―糖質栄養補助食品をどう摂るか

摂り始める前にまず体内の〝洗浄〟を

ここまで、21世紀の医療に大きな変革をもたらすであろう価値ある「栄養素」について解説してきました。ここからは、日々の生活のなかでその栄養素を実際に体に摂り入れる手段である糖質栄養補助食品（糖質栄養素による栄養補助食品）の摂り方について、いくつか具体的なアドバイスをしていきましょう。

糖質栄養素の栄養補助食品を摂る前に、まず体をきれいにしてください。それがベストです。

体をきれいに…といっても、シャワーを浴びるのではありません。体内の洗浄です。私はそれが〝ベスト〟だと言いましたが、体内を洗浄する(きれいにする)前に糖質栄養素を摂っても、栄養的な恩恵を受けられないということではありません。あくまでも、そうするほうがよりよい、ということです。

左に記すのが、穏やかで一般的な〝生体系洗浄〟の方法です。この洗浄は体内にどれくらいの〝毒〟があるかによって変わってきますが、２日から14日間かかると考えてください。

＊軽い食事をとるか絶食する（重い食事、とくにタンパク質が多く含まれるものは、生体系の解毒作用を阻害する）。

＊洗浄中、食事は新鮮でナマの果物や野菜だけで構成する（調理した食べ物は摂らない）。

＊ジュース（果汁１００％のジュースのみで固形食は摂らない）を選ぶのなら、医師の監督下で行う。そのときも、断食はこの分野の経験がある医師の監督の下でのみ行う。

＊毎日８オンス（２４０ミリリットル）のグラスで８杯以上の水を飲む。できれば一日かけて少しずつ飲む。解毒の間は蒸留水を使う。続けて２週間以上やってはいけない。
＊洗浄後１年間は、フィルターを通した浄水を使うようにする。
＊飲み水の少なくとも１杯には新鮮なレモン１／４個を絞って入れる。できれば４杯以上に。
＊就寝前にオート麦やオオバコの繊維など10グラムの水溶性繊維を加えた水を飲む。

この分野の知識をもつ医者は、洗浄のプロセスを補完する次のような栄養素を摂ることを勧めるでしょう。可能なかぎり採用してください。

・マルチビタミン&ミネラルの栄養補助食品
・オオアザミ

・ビートの根の粉
・西洋タンポポの根の粉
・植物栄養素の栄養補助食品
・ＳＡＭ－ｅ（Ｓ－アデノシルメチオニン）

右のアドバイスは、一般的な緩やかな生体系洗浄のためのものです。肝臓、胆嚢の洗浄そしてパラサイト(寄生虫)の駆除は難しいので、この本では触れません。毒は、あなたがどこに住んでいても、体の中に毎時間、毎日蓄積されます。それがたとえわずかな量であっても、生体系が非常に危険な状態にでもならない限り、毒のもたらす症状に気づくことはありません。

糖質栄養素の補助食品を摂り始める前にこの洗浄を行えば、最良の効果が得られます。逆にそれをしなければ、何らかの解毒反応が起こることも予想されます。

試験管内の実験で、糖質栄養素は細胞間コミュニケーションや免疫のバランス機能に加え、グルタチオンの量を上げることがわかっています。グルタチオンは血中で抗酸化剤としてはたらくだけでなく、体の解毒反応にも好ましい影響を与えます。55.56.

体内の有毒物質が反応を起こし始める

糖質栄養素によって体から毒素が除かれ始めるとき、それに伴う症状が起きることがあります。皮膚の痒み、頭痛、吐き気、不安感、憂鬱、倦怠感、胃腸障害などですが、これらはいずれも、私たちの周りにある7万5000以上の合成化学品が関係していることが明らかな症状です。

しかし糖質栄養素を摂る前に生体系を洗浄していれば、解毒に伴うそれらの症状を軽減することができます。いずれにしても、あなたの体質や健康状態を考慮したうえで、糖質栄養素をもっとも効果的に用いるために、糖質栄養素について知識と経験をもつ医師と相談することをお勧めます。

あなたは気づいていないかもしれませんが、人の健康状態のパターンは無限です。その個々のケースに即応して食べ物を「正しく摂る」ことなど不可能です。

しかし、糖質栄養素はすべての細胞や生体の機能に必須な栄養です。それをベースにした栄養補助食品であればどうでしょう。答えは火を見るより明らかです！

過去３年間の診療で、私は糖質栄養素を摂った幅広い症状の患者を追跡調査しました。摂った量や期間はさまざまです。血液検査や尿検査など従来の検査方法を用いて、それぞれの疾患に対してもっともよい摂取量（摂取基準）をつかもうと試みました。

その結果、症状を問わず、すべての人にあてはまる糖質栄養素の適正な量（濃度）を求めるのは不可能であることがわかりました。

これは生化学的な個体差によるもので、言い換えれば、濃度や摂取の回数がもっとも顕著に影響を及ぼすことになる「細胞代謝」の個体差です。さらに、免疫系に影響を及ぼす心理的、肉体的ストレスも、人によって一定ではありません。

そこで私は、追跡調査した結果の平均値から、自信をもってアドバイスできることだけを、読者にお伝えすることにします。

まず、個人がそれぞれ認識している〝健康状態〟を、三つに分類しましょう。

＊カテゴリー1　症状がないので自分は健康だと思っている人。

＊カテゴリー2　症状があるので健康でないことはわかっているが、生死には関わることはないだろうと思っている人。

＊カテゴリー3　生死に関わる症状(病気)と闘っている人。

分類は単純ですが、実はこの分類で地球上のすべての人の健康状態をカバーできます。当然、あなたもこのうちのいずれかです。

追跡調査で、私は糖質栄養素を用いる基準となる普遍的なパターンこそ確立できませんでしたが、患者それぞれの病気や症状を加味した〝さじ加減〟は一切排除し、右に分類した健康状態による「摂取量の幅」を得ることだけに照準を合わせることで、当初の目的をほぼ達成することができました。

健康に問題がある場合、体内システムの多くがストレスにさらされている可能性があります。糖質栄養素を摂っていると、この多岐にわたるストレスを受けている間(とくに似たような状況においては)、共通のサポート・メカニズムがはたらくようです。

糖質栄養素は食品であって医薬品ではありませんので、私は自分の認識にあえて医薬品のような表現は用いませんが、そのはたらきは顕著なものでした。

私が追跡調査で得た結論を言えば、すべての細胞の糖鎖形成が正しく行われることによってのみ、体の生理機能は正しくサポートされる、ということです。

そうすれば、そのあとのことは体が勝手にやってくれる……。そうです、あなたを治癒できるのは、あなたの体しかないのです。

私は１９９６年から３年間、継続的に糖質栄養素摂取に関する追跡調査を行いました。ここで私が用いたのは、当時、完全な糖質栄養素複合体を具現化した唯一の調製法によるオリジナルなもので、次に示す「摂取量」はそれをもとにしています。

それから10年近くが経過し、研究の進展に伴って優れた糖質栄養素の補助食品が作られていますし、これからも作られるでしょう。

ガイドラインに合わせた正しい摂り方

それでは前に挙げた三つのガイドラインに戻りましょう。三つの健康状態にそった糖質栄養補助食品の効果的な摂り方です。この分野の研究は日々進んでいます。私が考えたガイドラインに従いながら、新しい症例を参考にアレンジしていってください。

＊カテゴリー1

とくに症状はありませんが、きびしいストレスと日々闘い続けている人です。維持量は0・67グラム（小さじ1／2杯）を一日2回。少なくとも90日間。なるべく180日間摂取してください。

初めてのときは、しばらくは1・34グラム（小さじ1杯）を一日2回。ここから始めるのがいいでしょう。自覚症状のあるなしに関わらず、そのほうが細胞の十分な糖鎖形成が期待できます。それはまた、すべての細胞が完全に機能するために必要なものです。

そしてその後は、新たに何らかの「症状」が現れないかぎり、毎日の摂取量を０・67グラム・一日２回としてください。

ここで言う「症状」には、街で流行する新型ウイルスや、交通事故などを起こしたときの精神的なストレスやトラウマも含まれます。肉体的・心理的なストレスは免疫機能を低下させることを覚えておいてください。

＊カテゴリー２

ぎりぎりの最低量として１・34グラムを一日２回、少なくとも90日間、できれば１８０日間の摂取を。この量はカテゴリー１の初期と同じ、最低量です。

このカテゴリーの人にふさわしい量は１・34グラムを１日４回の合計５・６グラム。それを１８０日間です。

なぜ1日4回も摂るのでしょう。細胞周期についてすでに記したとおり、速いサイクルで頻繁に摂ったほうが、摂取のたびに異なる細胞に糖質栄養素を供給でき、糖鎖形成が行われる確率が高くなるからです。

体がバランスのとれた状態のときは摂取量を減らしてもかまいませんが、摂取量を維持したほうがいい場合もありますから、自覚症状の有無にかかわらず、そのままの量を維持することをお勧めします。

＊カテゴリー3

改善に効果のあるものをすべて駆使する必要のある人です。最低でも16・8グラムから24・12グラムを毎日2回。それを少なくとも90日間、できれば180日間、体がバランスを取り戻すまで続けます。

繰り返しますが、一日の摂取回数を3回、4回、または1時間ごとと、何回にも分けたほうがより効果的です。そのほうが糖鎖形成のチャンスが増えます。一日に〝大さじ3杯を3回〟摂るほうが、〝大さじ9杯を1回〟摂るよりいいということ。さらに回数を分ければもっといいでしょう。「1杯×9回」のほうが「3杯×3回」よりいいのです。

私が診たカテゴリー3の人で、一日100グラムほどの量を毎日摂取して症状を改善させた人がいます。もし私がいまも診療を行っていたら、新しい患者にはおそらく全員に1・34グラムを一日2回、少なくとも120日間の摂取を勧めると思います。

なぜかというと、かれらの体のなかで、まだ診断できない何かが起こっている可能性があるからです。

医学者のベン・フランクリンは、「1オンスの予防は1ポンドの治療より価値がある」と言っていますが、この21世紀、私は「1オンスの予防は1トンの治療より価値がある」と考えています。

糖質栄養素を摂り続ける期間の目安

次に糖質栄養素を摂る期間(日数)についてです。私が試したケースについて言えば、症状のレベルを問わず、72時間以内に何らかの顕著な変化を示したケースはありませんでした。ですから「一日で効果が表れる」というようなことは言えません。私が立証できる効果が表れるまでの〝必要時間〟の平均は、およそ7日間です。

ですから、132頁からの私の「カテゴリー別アドバイス」に従って一般的な量を摂取した場合、3日以内に劇的な変化が訪れることは、まずないと考えるべきです。

カテゴリー3に属する深刻な症状には、7日間ごとに1・34グラムずつ増やし、さらに症状をみながら14日間以上の間隔で増やしていくのがいいでしょう。例えば14日ごとに1・34グラムずつ、症状に改善がみられるまで増やしていきます。

糖質栄養素に毒性はありません。すでに一日100グラムの摂取量でテストが行われています（ただし私は、けっしてこの量を推奨しているわけではありません）。

糖質栄養素の研究がさまざまな機関で続けられており、またその製品についても、抽出や製造方法が刻々と進歩しています。少ない摂取量で同じ効果が得られるようになるでしょうし、研究もそちらの方向で進んでいます。

ニュージェント博士の最後のメッセージ

糖質栄養素の摂取について、最後にとくに記しておきたいことがあります。

あなたに何かの症状があってもなくても、健康診断でドクターから「あなたは完全に健康です」と言われたとしても、一旦始めた糖質栄養素の摂取を継続してください！　けっしてやめないでください！

私たちが住むこの世界は、あらゆる面で高密度になり、体に押し寄せるストレスは年々重く、かつ悪化しています。私たちはその攻撃に手をこまねいていてはいけません。こちらから先制攻撃を仕掛けるのです。先手を打つことが必須です。

糖質栄養素の摂取をやめてはいけません。体が自らに備わっている仕事をこなすために欠かせないものを常に摂り入れていなければ、あなたがやっとの思いで獲得した〝最良の健康〟を失ってしまうことになります。

人間の体は、常に自らが自らを治癒し、正していくものです。ただしそれは、体が本来の機能を果たすための〝道具〟をもっているときだけです。糖質栄養素は体の一つひとつの細胞に必要な、きわめて特異なものです。そしてこの道具がなければ、体は本来もっている機能を果たし得ません。

私がお伝えしている糖質栄養素に関する情報やアドバイスは、ごく一般的なものので、臨床経験の豊富な医師の治療やアドバイスを上回るものではありません。しかし、あなたの主治医に糖質栄養素の科学や摂取方法についての知識がなければ、あなたは事実に基づいたアドバイスを受けることはできません。

あなたに糖質栄養素を摂る必要があるとき、それについて学んでいない医師にアドバイスを求めても意味がないのです。

どの程度、どの範囲の知識を有しているか、医師のレベルもいろいろです。糖質栄養素を学んでいない医者に糖質栄養素について聞くことは、屋根の葺き方を配管工に聞くようなものです。屋根葺きも配管も建築業ですが、訓練や技術の点で、両者ははっきり異なります。

20世紀初頭、炭水化物はエネルギーを供給するために使われる化合物であり、他の機能はないと考えられていました。21世紀の最初の年、私たちは糖質栄養素という必要不可欠な炭水化物が、人の生体系の正常な維持、構造・機能・細胞間の連係・膜・情報伝達・分子・酵素・抗体・ホルモン・結合、そしてガンの拡散の抑制に不可欠なものであることを知りました。

人、動物そして細胞生物学の研究で、糖質栄養素の価値が次々と明らかになっています。先天性の糖鎖形成欠損症でさえ、糖質栄養素によって改善されることが示されています。

そしてさらに言えば、私がここまで記したこと、そしてあなたがこの本で学んだことは、まだ「糖質栄養素」という大きな氷山の一角でしかないのです。

参考文献（各文献の頭の数字が本文の該当箇所に付した数字と一致します）

1. Rayman MP, Rayman MP. The argument for increasing selenium intake. *Proc Nutr Soc.* 2002; 61(2):203-215.
2. UNICEF and the Micronutrient Initiative. *Vitamin and Mineral Deficiency: A Global Progress Report.* March 24, 2004: www.unicef.org/media/files/vmd.pdf
3. Arthur JR, Nicol F, Beckett GJ. Selenium deficiency, thyroid hormone metabolism, and thyroid hormone deiodinases. *Am J Clin Nutr.* 1993; 57(2 Suppl):236S-239S.
4. Arthur JR. The role of selenium in thyroid hormone metabolism. *Can J Physiol Pharmacol.* 1991; 69(11): 1648-1652.
5. Fletcher. *Modern Miracle Men.* Paper presented to the 74th Session of US Senate, June 5, 1936.
6. Bergner, Paul. *The Healing Power of Minerals, Special Nutrients and Trace Elements.* Prima Publishing, Rocklin, CA 1997.
7. Ramberg J, McAnalley B. From the farm to the kitchen table: A review of the nutrient losses in foods. *GlycoScience & Nutrition* 2002; 5(3):1-12.
8. NUTRACON: The Event for Nutraceuticals, Natural Products, Services & Sources. July 9-11, 2001, San Diego, California.
9. Mayer A-M. Historical changes in the mineral content of fruits and vegetables. *Brit Food J.*

1997; 96: 207-211.
10. Guynup S. Arctic life threatened by toxic chemicals, groups say. *National Geographic Today.* October 8, 2002.
11. Fukumoto GK, Kim YS, Oduda D, Ako H. Chemical composition and shear force requirement of loin eye muscle of young, forage-fed steers. *Research Extension Series.* 1995; 161:1-5.
12. Koizumi I, Suzuki Y, et al. Studies on the fatty acid composition of intramuscular lipids of cattle, pigs and birds. *J Nutr Sci Vitaminol (Tokyo).* 1991; 37(6):545-554.
13. Wood JD, Enser N., Factors influencing fatty acids in meat and the role of antioxidants in improving meat quality. *Br J Nutr* 1997; 78(Suppl 1):S49-S60.
14. Siscovick DS, Raghunathan TE, et al. Dietary intake and cell membrane levels of long-chain n-3 polyunsaturated fatty acids and the risk of primary cardiac arrest." *JAMA* 1995; 274(17): 1363-1367.
15. Simopolous AP, Robinson J. *The Omega Diet.* Harper Collins; New York, 1999.
16. Rose DP, Connolly JM, et al. Influence of diets containing esapentaenoic or docasahexaenoic acid on growth and metastasis of breast cancer cells in nude mice. *J Natl Cancer Inst* 1995; 87(8):587-592.
17. Tisdale MJ. Wasting in cancer. *J Nutr* 1999;

129(1S Suppl):243S-246S.
18. Tashiro T, Yamamori H, et al. N-3 versus n-6 polyunsaturated fatty acids in critical illness. *Nutrition* 1998; 14(6):551-553.
19. Russell JB, Diez-Gonzalez F, Jarvis GN. Potential effect of cattle diets on the transmission of pathogenic *Escherichia coli* to humans. *Microbes Infect* 2000; 2(1):45-53.
20. Wood JD, Enser M, Fisher AV, et al. Manipulating meat quality and composition. *Proc Nutr Soc* 1999; 58(2):363-370.
21. Mandell IB, Buchanan-Smith JP, Campbell CP. Effects of forage vs grain feeding on carcass characteristics, fatty acid composition, and beef qual1ity in Limousincross steers when time on feed is controlled. *J Anim Sci* 1998; 76(10):2619-2630.
22. Stunkard AJ, Wadden TA. (Editors) *Obesity: Theory and Therapy,* Second Edition. Raven Press; New York, 1993.
23. National Institutes of Health. *Clinical guidelines on the identification, evaluation, and treatment of overweight and obesity in adults.* Department of Health and Human Services, National Institutes of Health, National Heart, Lung, and Blood Institute; Bethesda, Maryland, 1998.
24. Murray RK, Granner DK, Mayes PA, Rodwell VW. *Harper's Biochemistry.* Appleton & Lange; Stamford, Ct., 2000.

25. Classen B, Witthohn K, Blaschek W., Characterization of an arabinogalactan-protein isolated from pressed juice of *Echinacea purpurea* by precipitation with the beta-glucosyl Yariv reagent. *Carbohydr Res* 2000; 327(4):497-504.
26. Zhang J, Wang G, Li H, et al. Antitumor polysaccharides from a Chinese mushroom, "yuhuangmo," the fruiting body of *Pleurotus citrinopileatus. Biosci Biotech Biochem* 1994; 58(7):1195-1201.
27. Banerjee PC, Ghosh AK, Sengupta S. Hemagglutinating activity in extracts of mycelia from submerged mushroom cultures. *Appl Environ Microbiol* 1982; 44(4):1009-1011.
28. Jennemann R, Geyer R, Sandhoff R, et al. Glycoinositol phosphosphingolipids (basidiolipids) of higher mushrooms. *Eur J Biochem.* 2001; 268(5):1190-1205.
29. Jennemann R, Bauer BL Bertalanffy H, et al. Novel glycoinositolphosphosphingolipids, basidiolipids, from *Agaricus. Eur. J. Biochem.* 1999; 259, 331-338.
30. Hirazumi A, Furusawa E. An immunomodulatory polysaccharide-rich substance from the fruit juice of *Morinda citrifolia* (Noni) with antitumour activity. *Phytother Res.* 1999; 13(5):380-387.
31. Furusawa E, Hirazumi A, Story S, Jensen J. Antitumour potential of a polysaccharide-rich

substance from the fruit juice of *Morinda citrifolia* (Noni) on sarcoma 180 ascites tumour in mice. *Phytother Res.* 2003; 17(10):1158-1164.
32. Shils ME. *Modern Nutrition in Health and Disease, 8th Edition.* Lea & Febiger; Philadelphia, Pa., 1994.
33. Ramberg J, McAnalley BH. Is saccharide supplementation necessary? *GlycoScience & Nutrition.* 2002; 3(3):1-9.
34. Cao G, Good SL, Sadowski JA, Prior RL. Increases in human plasma antioxidant capacity after consumption of controlled diets high in fruit and vegetables. Am J Clin Nutr. 1998; 68:1081-1087.
35. Freeze HH. Disorders in protein glycosylation and potential therapy: Tip of an iceberg? J *Pediatrics.* 1998; 133(5): 593-600.
36. Martin A, Rambal C, Berger V, et al. Availability of specific sugars for glycoconjugate biosynthesis: A need for further investigations in man. *Biochimie.* 1998; 80(1):75-86.
37. Alton G, Hasilik M, Niehues R. Direct utilization of mannose for mammalian glycoprotein biosynthesis. *Glycobiology.* 1998; 8:285-295.
38. Axford JS. Glycosylation and rheumatic disease. *Proceedings of the Royal Society of Medicine's 5th Jenner Symposium (Glycobiology and Medicine conference),* July 10-11, 2000.
39. Axford J. Glycobiology & Medicine A Millennial

Review. *GlycoScience & Nutrition* 2001; 2(7).
40. Online Mendelian Inheritance in Man, OMIM (tm). McKusick-Nathans Institute for Genetic Medicine, Johns Hopkins University (Baltimore, MD) and National Center for Biotechnology Information, National Library of Medicine (Bethesda, MD), 2000:http://www.ncbi.nlm.nih.gov/omim/.
41. Lefkowitz DL. Glyconutritionals: implications in asthma. *GlycoScience & Nutrition.* 2000; 1(15):1-4.
42. Gardiner T. Dietary fucose: absorption, distribution, metabolism, excretion (ADME) and biological activity. GlycoScience & Nutrition. 2000; 1(6):1-4.
43. Gardiner T. Dietary N-acetylneuraminic acid (NANA): absorption, distribution, metabolism, excretion (ADME) and biological activity. GlycoScience & Nutrition. 2000; 1(10):1-3.
44. Lefkowitz SS. Glyconutritionals: implications for cancer. *GlycoScience & Nutrition.* 2000; 1(14):1-3.
45. Lefkowitz DL. Glyconutritionals: implications in inflammation. *GlycoScience & Nutrition.* 2000; 1(17):1-4.
46. Gauntt CJ, McAnalley BH, McDaniel HR. Glyconutritonals: implications for recovery from viral infections. *GlycoScience & Nutrition.* 2001; 2(2):1-6.

47. Friedman MJ. Control of malaria virulence by alpha 1-acid glycoprotein (orosomucoid), an acute-phase (inflammatory) reactant. *Proc Natl Acad Sci USA*. 1983; 80(17): 5421-5424.
48. Barragan A. A Spoonful of Sugar to Combat Malaria? *SCOPE Forum, Washington* University, December 14, 1999. http://scope.educ.washington.edu/malaria/update/ show. php? author= Barragan & date=1999-12-14.
49. Dykman KD, Ford CR, Tone CM. The effects of dietary supplements on lupus: a retrospective survey. Proc Fisher Inst Med Res. 1997; 1:26-30.
50. Dykman KD, Ford CR, Horn E. Gardiner T. Effects of long-term nutritional supplementation on functionality in patients diagnosed with fibromyalgia and chronic fatigue syndrome. Poster Presentation at the American Association of Chronic Fatigue Syndrome 5th International Conference, January 26-29, 2001.
51. Dykman KD, Gardiner T, Ford CR, Horn E. The effects of long-term supplementation on the functionality and use of non-drug therapies in patients diagnosed with fibromyalgia and chronic fatigue syndrome. PosterPpresentation at the Experimental Biology Annual Meeting, March 31-April 4, 2001.
52. Hyland G, Miller D. A pilot survey: standard cancer therapy combined with nutraceutical dietary supplementation improves treatment

responses and patient quality of life. Oral Presentation: Comprehensive Cancer Care II: Integrating Complementary & Alternative Therapies. Crystal City, Arlington, VA; June, 1999.

53. Hall J, Boyd S. Case report: improved tolerance of cancer therapy in a patient taking glyconutritional supplementation. *GlycoScience & Nutrition.* 2002; 3(2):1-4.
54. Ramberg J. How soon should I expect to experience the effects of dietary supplements? *GlycoScience & Nutrition.* 2001; 2(1):1-2.
55. Barhoumi R, Burghardt RG, Busbee DL, et al. Enhancement of glutathione levels and protection from chemically initiated glutathione depletion in rat liver cells by glyconutritionals. *Proc Fisher Inst Med Res.* 197; 1(1):12-16.
56. Busbee D, Barhoumi R, Burghardt RC, et al. Protection from glutathione depletion by a glyconutritional mixture of saccharides. *Age.* 1999; 22(4):159-165.
57. Gardiner T. Pharmacokinetics and safety of glyconutritional sugars for use as dietary supplements. 2004; 5(2):1-6.
58. Gardiner T, McAnalley BH, Vennum EP. Glyconutritionals: consolidated review of potential benefits from the scientific literature. *GlycoScience & Nutrition.* 2001; 2(15): 1-17.
59. Christian J. Charts: Nutrient changes in vegetables and fruits, 1951 to 1999. CTV ca. http://

www.ctv.ca/servlet/ArticleNews/story/CTVNews/20020705/favaro_nutrients_chart_020705/Health/story
60. Nugent, S: How To Survive On A Toxic Planet 2nd Edition 2004, Alethia Publishing

P89～P91のグラフ　Souci, S.W., et al., *Food Composition and Nutrition Tables*, Boca Raton, FL; CRC Press, 2000.

（参考図書）

A. Davidson MH, Hunninghake D, et al. Comparison of the effects of lean red meat vs lean white meat on serum lipid levels among free-living persons with hyper cholesterolemia: a long-term, randomized clinical trial. *Arch Intern Med* 1999; 159(12):1331-1338.
B. French P, Stanton C, Lawless F, et al. Fatty acid composition, including conjugat ed linoleic acid, of intramuscular fat from steers offered grazed grass, grass silage, or concentrate-based diets. *J Anim Sci* 2000; 78(11):2849-2855.
C. Duckett SK, Wagner DG, et al. Effects of time on feed on beef nutrient composition. *J Anim Sci* 1993; 71(8): 2079-88.
D. Lopez-Bote CJ, Sanz Arias R, Rey AI, et al. Effect of free-range feeding on omega-3 fatty acids and alpha-tocopherol content and oxidative stability of eggs. *An Feed Sci Technol* 1998; 72: 33-40.

E. Dolecek TA, Grandits G. Dietary polyunsaturated Ffty acids and mortality in the multiple risk factor intervention trial (MRFIT). *World Rev Nutr Diet* 1991; 66:205-216.

F. Dhiman TR, Anand GR, et al. Conjugated linoleic acid content of milk from cows fed different diets. *J Dairy Sci* 1999; 82(10):2146-2156.

G. Ip C, Scimeca JA, et al. Conjugated linoleic acid. A powerful anti-carcinogen from animal fat sources. *Cancer* 1994; 74(3 suppl):1050-1054.

H. Aro A, Mannisto S, Salminen I, et al. Inverse association between dietary and serum conjugated linoleic acid and risk of breast cancer in postmenopausal women. *Nutr Cancer* 2000; 38(2):151-157.

I. Smith GC. Dietary supplementation of vitamin E to cattle to improve shelf life and case life of beef for domestic and international markets. *J Animal Sci* 1993; 71(8):2079-2088.

J. Allen VG, Fontenot JP, Kelly RF, Notter DR. Forage systems for beef production from conception to slaughter: III. Finishing systems.

著者　スティーブ・ニュージェント博士

自然療法医学博士号、心理学博士号など６つの学位をもつ。栄養補助食品を治療目的に用いる研究で国際的に知られ、環境の毒素と疾患との結びつきに関する先導的研究者としても知られる。'90年代には米国でもっとも成功している補完医療医として世界中から患者が訪れ、その予約リストが１年先まで埋まっていた。この間、6000以上の栄養補助食品を試し、何千という医師たちがこの分野で博士のアドバイスを頼りにしてきている。'99年、本書にもまとめた"健康に関する重要な事実"を人々に伝えることに全エネルギーを傾けるために臨床医を離れ、ラジオ、テレビ、さらに執筆や講演を通して世界中にこのメッセージを伝えている。その卓越したコミュニケーションの能力とあいまって、生命と糖質栄養素に関するわかりやすい講演やセミナーが世界中で人気を集めている。国際補完医療協会会長、米国自然療法医学協会名誉会長。

The Missing Nutrients

本書の内容は、いかなる症状を診断・治療したり、またそれを推奨するものでもありません。身体的または精神的健康を憂慮されている方は、医療専門家にご相談ください。

編集協力　オフィス・アプリコット

The Missing Nutrients
いのちの鎖
糖鎖と糖質栄養素

2006年11月1日　初版発行

著　者　スティーブ・ニュージェント
訳　者　堺 晶子　ジョーンズ由紀子
発行者　猪飼聖紀
発行所　株式会社四海書房
〒102-0082 東京都千代田区一番町6-4-214
TEL 03(3263)2671　FAX 03(3263)0460
郵便振替　0012-2-114792
e-mail：shikai@jeans.ocn.ne.jp
http：//www.shikai.ecnet.jp
印刷所　モリモト印刷株式会社

ISBN4-903024-08-3